笑って死ねる病院

「最後の願い」を叶える希望の医療

テレビ金沢

ワニブックス

はじめに

本書は二〇〇八年六月、日本テレビの『NNNドキュメント'08』で全国放送されたテレビ金沢制作の『笑って死ねる病院』に再度取材を重ね、終末期の患者と病院の人情物語を書き記したものである。

ドキュメンタリー番組を制作するきっかけは、時として思わぬ縁から始まる。

今回のきっかけとなったのは二〇〇七年九月の早朝、私の自宅にかかってきた一本の電話だった。

「こんな早くに誰だろう？」

受話器を取ると聞き覚えのある年配女性の声。ゆったりとした口調で「朝早くからごめんね、『弥良』や」。思い詰めた様子で、どうも泣き声。

「ええ？　『弥良』のおばちゃん、どうしたん？」

『弥良』とはご近所御用達の居酒屋で、金沢のひがし茶屋街に近い裏通りにあり、昭和そのものの雰囲気の店。

店主・笹嶋吉郎さんは〝男はムダ口をきかない〟とばかりに無口を売り物にしているが、子供を見ると一変。相好を崩し笑顔になり、注文した焼き鳥におまけまでつけてくれる職人肌の料理人。

店主の相棒は大きなおっぱいも重そうに、ゆったり話す快活な妻・芳子さん。

そんな近所の人情居酒屋も、店主が入退院をくりかえすようになり休業が続いていた。

電話はいきなり本題から始まった。

「うちのお父さん告知を受けてねぇ、先生が『何かしたいことはないか？』と聞いたら『姉さんに会いたい』言うてね、今度会うことになったんや」

「ええ？」

何度も聞き直し、ようやくわかったことは「姉と会うために病院の人が夫を連れ出してくれるので、再会するところをニュースにしたら？」という情報提供だった。

「ニュースに」という親切心に加え、取材が叶えば亡くなった後も映像で夫に会えると考えた、妻の切なる思いだった。少々面くらい「会社に行って相談するね」と答え、電話を切ったものの、余りにも私的な話。

「デスクはなんと言うだろう」と自問自答をくりかえしながらテレビ局に向かった。

「知り合いからこんな電話があったのですが、ニュースになりませんか？」

デスクは「ニュースはどこからでも生まれる。だから、その現場に立ち会い記録したほうがいい」と言ってくれた。さっそく長年の撮影仲間と取材に出かけ、がんの終末期の患者が、姉に再会した話を夕方ニュースの特集として放送したところ、患者の笑顔と涙が、視聴者の心を揺さぶり好評だった。


こうしたきっかけで終末期の患者の希望に付き添う病院とのつきあいが始まった。

取材を始めて驚いたのは、全国の病院経営のおよそ半数以上が赤字経営という中で、この病院では、患者の願いをできる限り叶えようと、無償で外出につきあっていたことだった。

死を前にした患者の願いは、

「家に帰りたい」

「カラオケに行きたい」

「生ビールを飲みたい」

「ドライブで紅葉を見に行きたい」などさまざま。

こうした取材をまとめ、十ヶ月後の二〇〇八年六月、日本テレビの日笠昭彦プロデューサー（当時）が『笑って死ねる病院』と名付け、『NNNドキュメント'08』で全国放送することができた。

真夜中の番組でありながら、患者の心からの笑顔、ナレーションを担当してくださった柳生博さんの、渋くて優しい語り口が好感を集め、インターネットでも「感動した」「父親のことを思い出し涙した」といった書き込みが相次いだ。さらに、たまたま番組を見ていた著名な方々が全国紙にコラムを書いてくださるなど、地方局の制作番組としては思いもよらない大きな反響を呼び、ギャラクシー賞・奨励賞、日本民間放送連盟賞中部北陸地区審査会・審査員特別賞、日本放送作家協会中部テレビ大賞の準大賞に輝いた。

新書の装丁だった前著『笑って死ねる病院』は番組で取り上げた話のほかに、書籍を目的として新たに四人の患者のエピソードを取材し、二〇〇九年十月に発行された。そして、読者をはじめ、医療関係者や書店などからの根強い人気が後押しとなり、嬉しいことに六年という歳月を経てこのたび、出版元のワニブックスからデザインやサブタイトルもあらたに再刊行のお話を頂くことになった。

私どもが取材し、番組で紹介した内容が一度の放送のみならず、このように書籍として今でも多くの方々に伝えられるということは、地方の放送局としてとても光栄なことである。折しも、この春に石川県民の長年の悲願だった北陸新幹線が開業したばかりであり、本書が全国の方々に金沢へ目を向けてもらえるきっかけになれば、この上のない喜びである。

これは、終末期を迎えた患者と家族の思い、そして、「医療とは何か」を模索する医師や看護師たちの実話である。

テレビ金沢報道制作局
辻本昌平
中崎清栄

この作品は二〇〇九年十月に小社から刊行された新書『笑って死ねる病院』に加筆・修正を加えたものです。

目次

File.001

笹嶋吉郎さんの最後の願い

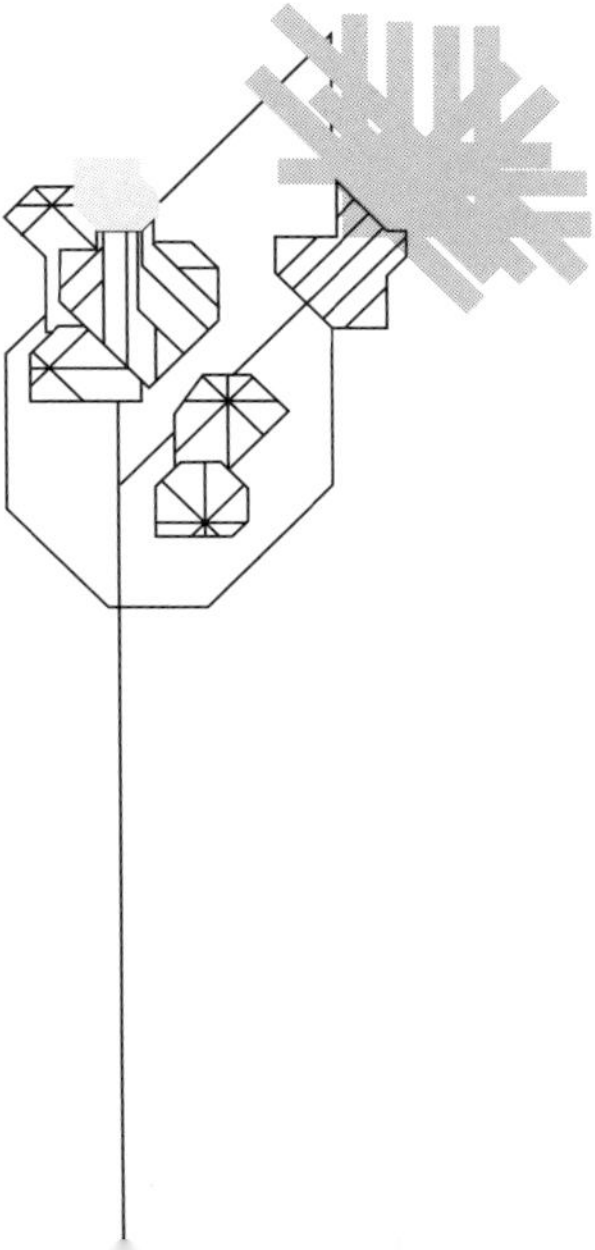

あと一週間しか生きられないとしたら、あなたは何をしたいですか？

患者の最後の願いを叶えようとする病院がある。

石川県金沢市にある城北病院は、ベッド数三百十四床の中規模病院。

猫の手も借りたい医療現場、医師も看護師も人手が足りない状況はほかの病院と同じだが、患者の治療は、手術や投薬だけでなく、患者がどんな人でどんな生活をしてきたのか、何を望み何を求めているのか、その人の生活や背景までも〝看る〟ことを大切にしている。だからこそ、終末患者の最後の願いも、できるだけ叶えようとしているのだ。

この日も、ナースコールが次々と病棟に鳴り響いていた。

病室から「ぜぇー、ぜぇー」と呼吸困難に苦しむ患者の声が聞こえてくる。転院してきたばかりの肺がんの末期患者・笹嶋吉郎さん（八十二歳）が突然襲ってきた呼吸困難に苦しみ、酸素マスクを口に押しつけるようにして酸素を吸い込んでいた。咳をするだけで、肺や喉に激痛が走る。体を丸めるようにして苦痛に耐える笹嶋さんの背中を、年配の看護師が優しくさする。

「呼吸がツライね……」

その頃、ナースセンターでは、笹嶋さんの家族、妻・芳子さん(七十七歳)と一人娘・真由美さんが主治医の柳沢深志医師に呼ばれていた。柳沢医師はレントゲン写真を見つめ、肺に広がった白い陰影を指でなぞりながら、優しい口調で二人に話し出した。

「肺のかなりの部分にがんが広がっています。今の呼吸状態が続けば、もう一週間しかもたないかもしれません」

息を呑む二人。「あと一週間」の言葉に呆然とする妻。こぼれる涙を抑える娘。そんな二人の様子をさりげなく見つめながら、柳沢医師は優しく病状を説明する。妻と娘は、無言のままレントゲン写真を見つめていた。

「ご本人に病状をお伝えして、今のうちにしたいことがないか、聞いてみましょう」

妻と娘さんは深くうなずき、告知を柳沢医師にお願いした。カルテを抱えながら笹嶋さんの病室に入る柳沢医師、後をぼんやりついてきた妻と娘も中に入った。

呼吸困難がようやく落ち着いた笹嶋さんは、ぐったりとベッドに横たわっていた。柳沢医師がベッドのそばに座り、笹嶋さんの手を握って話しかける。

「話は聞けるね。しゃべらなくていいから聞くだけ聞いて」

今までとは様子が違うと感じたのか、笹嶋さんは、柳沢医師のほうをぐっと見つめ、うなずいた。

「笹嶋さん、今日の検査の結果ですが、以前より肺にがんが広がって悪くなっています。このままだと、あと一週間、もたないかもしれません」

「あーあー、なるほど」

笹嶋さんは、拍子抜けするほど淡々とうなずいた。

「息苦しさがひどくなれば注射をして、麻薬で少し眠って楽にするようにします。できるだけ苦しまないようにするから」

急に咳が出始める。笹嶋さんは一息つくと「仕方ないわね」と呟いた。その後、呆然と立っている妻と娘を見つめて「みんな覚悟しとけよ」としっかりした口調で訴えた。

突然の夫の言葉に、思わず涙がこぼれた妻は、問いかけた。

「何かしたいことはないがか？」

「うーん、そやなー。姉さんに会いたい」と笹嶋さんは答えた。

四人兄弟の中で、今も生きているのは九十歳になった姉の村本初枝さんだけだった。

今から八十余年前、母は、末っ子の笹嶋さんを出産後、すぐ病死し、仕事と子育てが父親一人に覆い被さった。必死に努力はしたものの、男手ひとつで仕事をしながら四人の子供を育てることは困難だった。

結局、笹嶋さんは二歳の時に、親戚の家に養子に出されることになった。当時、姉の初枝さんは十歳、何もわからないまま他所にもらわれていく弟が、子供心にも不憫でならず、涙で見送った。その養子先も親戚の間で転々とし、九州にまで行ったこともあった。もらわれる先が替わるたびに学校も毎年のように替わり、子供時代は落ち着いて暮らすことができず、肉親の愛情をあまり知らずに育った笹嶋さん。

その後、姉と弟は成人してから再会を果たした。姉の初枝さんは笹嶋さんが困った時には、相談に乗ったり、手助けをしてくれたり、母親のような存在になった。

「お姉さんは、この人にしたら親みたいなものなんや」

妻から笹嶋さんの素性を聞かされた柳沢医師は、「それならできるだけ早いうちに、その願いを実現させましょう」と快く引き受けてくれた。

姉の初枝さんは、病院のすぐ近くの老人ホームに入居している。さっそく看護師達が連絡し、再会の手はずを整えた。

当日は、車いすや酸素ボンベなどを準備し、病院の車で笹嶋さんを搬送する。さらに病状を把握した担当の看護師達が数名付き添うことを計画した。

城北病院では、このような患者の願いを叶える一時外出を〝お出かけ〟と呼んでいる。むろん、この行為は厚生労働省が定める診療報酬（病院の収入）には当てはまらない。そのため患者には一切請求はない。病院の無償サービスである。それを聞いた妻や娘は驚いた。

「施設でもないのに、病院がそこまでしてくれるなんて……」

柳沢医師は、余命を告知した患者にはできるだけ願いを叶えるように努めている。

「告知することで、あと何ヶ月かの命をどう生きるかを考えますよね。その代わり本人の不安も倍増することもあるし、あれもしたい、これもしたいという希望も出てくる。それに誰が応えるんだって、家族に全部任せてしまったら、家族の負担も大変なので、そこは告知したからには、病院のスタッフが支えましょうということです。もちろん病院の収入にはなりませんが、職員達は患者さんの思いに応えているんだって、スゴくやり甲斐を感じます。患者さんの喜ぶ顔を見ると、職員のほうが元気づけられるので、もうみんな喜んで〝お出かけ〟に行きます」

念願だった姉との再会

再会の日、病室には看護師達が頻繁に出入りして慌ただしかった。笹嶋さんの病状が悪化し呼吸困難で苦しんでいたためだ。看護師がたまった痰を吸引し、酸素マスクを付けて深呼吸を促す。カレンダーの日付に赤い丸をつけてこの日を心待ちにしていた笹嶋さんであったが、突然襲ってきた発作に無念の思いで耐えていた。あまりの苦しさから「死ぬのに（喉を刃物で）ひと突きしてくれればそれで終わる」と、初めて看護師に弱音を吐いたほどだ。

生きる希望を失いかけた笹嶋さんに「気持ちが負けたらダメですよ。元気になってお姉さんに会わないと」と、看護師は諭すように話しかけて背中をさする。

ナースステーションでは、駆けつけた妻と娘に柳沢医師が容態の説明をしていた。

「今日もしかしたら外出できる最後のチャンスだったかもしれないんだけど、あんなに苦しんでいるのに行かせるわけにもいかないし、でももうお姉さんとも会えないかもしれないので、職員が連絡を取ってお姉さんに病院に来てもらえるかどうか、聞いてみましょう」

最後まであきらめない柳沢医師の申し出に妻と娘は涙ぐみながら何度も頭を下げた。

それから二日後に姉が病院に来ることが決まった。姉が来てくれることを知らされた笹嶋さんの病状は持ち直し始めた。そして、その日が来た。二人の再会を祝うかのように晴れ渡る秋空。看護師達が、四人部屋の病室では狭すぎるだろうと、広くて日当たりの良いデイルームを再会の場所に選んだ。ソファーを移動し、そこにベッドを置いた。笹嶋さんを移そうと集められた看護師が「よいしょ」と数人がかりで体を持ち上げストレッチャーに乗せた。待ちに待った姉との再会に顔をほころばせながら、「どんなふうに泣けばいいやろ」と看護師達を笑わせる笹嶋さん。

姉の初枝さんが、娘夫婦に連れられて介護タクシーに乗ってやってきた。足は不自由になったものの初枝さんは九十歳という年齢を感じさせないほど上品で優しそうなお婆さん。車いすごとタクシーから降りると母親のような表情を浮かべ、今か今かと待っている弟の場所に向かった。娘が押す車いすに乗って廊下を行くと、日だまりのデイルームで笹嶋さんがベッドの上で待っていた。初枝さんは思わず手を伸ばす。

糖尿病で視力のほとんどを失っていた笹嶋さんにも、ぼんやりと車いすに乗った姉の姿が映った。「おおー」と思わずお互いが手を伸ばしつなぎ合った。シワの数だけ苦労を重ねてきた手の甲を愛おしそうにさすり合う。

「姉さん」

つぶやいて涙が一筋こぼれた。

「泣いとる、かわいや。この子が（姉弟で）一番苦労しとる。母親が死んだばっかりに」

子供のように泣きじゃくる弟を、初枝さんは慈しむように見つめていた。

実に四年ぶりの再会であり、これが最後の別れになるかもしれない。喜びと悲しみが入り交じる光景に、家族やスタッフ達は、複雑な思いで二人の姿を見ていた。笹嶋さんは、そんなみんなを励ますかのように「今の気持ちは、最高やね」と満面の笑みを見せ、初枝さんと手を握り合って記念撮影をした。一時は生きる気力を失いかけた笹嶋さんの最高の笑顔に、面会サポートをしている看護師達にも涙がこぼれていた。

人生の最後を豊かにする人間らしい医療がここにはあった。

夫婦で営んできた人情居酒屋

姉との再会を果たしたその後、笹嶋さんは驚くほど病状を持ち直した。願いが叶ったことで生きる気力が湧いたのだ。

病室では笹嶋さんが、お寿司をほおばっていた。妻が夫の頼みを聞いて買ってきたのだった。おいしそうに食べる夫を見つめる芳子さん。むつまじい夫婦の姿が戻った。

結婚して五十三年、実は二人は駆け落ちした仲だった。

終戦の翌年の昭和二十一年、戦地から戻った笹嶋さんは、養子先の家が経営する大衆食堂で働き、親が決めた相手と結婚し、娘も一人授かった。養親が決めた通りの人生を送っていた笹嶋さんだったが、近くの飲食店で手伝いをしていた五歳年下の若くて美しい芳子さんと出会ったとたん、瞬く間に恋に落ちてしまった。

愛し合った二人は親の反対を押し切って駆け落ちを決意、新天地として能登半島の和倉温泉に逃げ、板前や女中の仕事をしながら暮らし始めた。養父を泣かせ、妻と子供を不幸にした不義理を痛いほど感じながら、それでも離れることができない二人。

せめての罪滅ぼしに真面目に働くことしかないと二人は必死に働いた。その後、昭和三十五年、待望の女児・真由美さんが誕生。二度の流産後の出産だったため、真由美さんの誕生は二人にとって喜びもひとしおだった。それなりに落ち着き、板前の修業を積んできた笹嶋さんが独立したのは昭和四十八年のこと。金沢市の下町に中古の一戸建てを購入し、住居兼店舗として居酒屋『弥良』を開業した。近くには浅野川が流れていて、商店街から一歩奥に入った閑静な住宅地、十二人が座れるカウンターと、奥の座敷だけのこぢんまりとした店だったが、夫婦で切り盛りするには適当な広さだった。サンダル履きの銭湯帰りでも気軽に入れる憩いの場として繁盛し、この小さな居酒屋が、笹嶋さん夫婦にとってはかけがえのない人生の宝物となった。

笹嶋さんは無口だが腕の良いこだわり料理人、接客はおしゃべり好きな妻が担当した。

「うちの人は普段はぶすっとしていて愛想はそんなに良くないわね。いごをふく（※酔っぱらいがほかの客に絡むという金沢弁）客には、『お代はいらないから二度と来るな』と追い出して、玄関に塩をまくような頑固な人。だから客の話し相手は私の仕事。でも、子供にはとても優しかった。自分が作った料理をおいしそうに食べる子供の表情を見るのが好きで、子連れ客にはよくサービスしていたね」と妻は当時を振り返った。

二人が高齢になってからは客足も減ったが「安くて美味しい店が近所になくなると困る」と馴染みの常連達が『弥良の会』と称してみなで集まり食事会を開いて経営を助けてくれた。この三十年余り、そんな持ちつ持たれつの商売をし、笹嶋さん一家は、北陸の小さな町で、ささやかな幸せを享受していた。

受け入れ先のない、がん難民の時代へ

がんに侵されていることがわかったのは、まったくの偶然からだった。

笹嶋さんは、糖尿病の合併症で視力障害になったことを理由に店をたたみ、妻と共に

年金生活をしていた。八十一歳を過ぎた頃、銭湯で足を滑らせ頭を切ってA病院に入院することになった。幸い頭のケガは大事には至らなかったが、検査で急性心不全と診断され、肺に水がたまっていることが判明した。手術のできるB病院に転院すると、今度はA病院とは違った診断結果が出た。

肺にがんが見つかったのだ。しかも、もう末期の状態だった。

肺がんの症状は一般生活ではわかりにくいため見過ごされやすく、気づいた時には手遅れというケースも多い。笹嶋さんもそうだった。当面の治療として肺にたまった水を抜く手術が行われ、洗面器一杯分もの水が抜かれた。時を同じくして、妻・芳子さんも貧血で具合が悪くなり、夫と同じB病院に入院することになった。

老いた両親の入院――一人娘の真由美さんに負担が重くのしかかった。

真由美さんは実家から車で十五分ほどの郊外にマイホームを持ち、二人の娘と三人暮らし。夫は単身赴任をしている。主婦としての家事のほかに、保育所の調理員としても働いているが、両親が入院してからは、仕事を終えた夕方になると、洗濯物を持って病院に通う毎日が始まった。一人娘の肩にすべてがのしかかる。これが核家族の現実。

笹嶋さんが入院してから三ヶ月が過ぎた頃、Ｂ病院はそんな家族の状況にもかかわらず転院をしてほしいと持ちかけてきた。

「できる限りのことをしました。もう手の施しようがありません」

そんな医師の言葉に、娘が愕然とした。いくつか病院をあたってみたが受け入れてくれるところは見つからなかった。しかも、妻の芳子さんも入院中で日中家には誰もいないため、笹嶋さんの自宅療養も不可能だった。退院してほしいと言われても行くあてがない。三ヶ月を超えた患者が退院を持ちかけられるのは制度上の問題だった。国は医療費を削減するため三ヶ月を過ぎる入院患者の診療報酬（病院の収入）が減る仕組みを作った。これにより病院は経営を維持するため早期退院を求めるようになったのだ。

一方、貧血などで入院していた妻は、認知症と診断されていた。入院後、意識がもうろうとし、急に物忘れが激しく歩行困難になった。腑に落ちない娘は、母のかかりつけ医だった城北病院の柳沢医師に相談し診察をしてもらった。その結果、薬の過剰な処方による記憶障害だとわかり、Ｂ病院から城北病院に転院し治療を受けた。

そして、依然問題なのは、笹嶋さんの転院先が見つからないことだった。Ｂ病院に入院して半年が過ぎ、たびたび退院話を持ちかけてくる。娘も困り果てていた。入院三ヶ月を過ぎた高齢患者は、採算が取れないのでどこの病院も受け入れたがらないからだ。

その頃、城北病院に入院していた妻の記憶障害はかなり回復していた。

そして、娘から夫が退院を求められていることを聞かされ藁にもすがる思いで主治医の柳沢医師に手を合わせた。

「うちの主人がB病院から退院してくれって言われて。あちこちの病院あたっても肺がんの患者は嫌がって受けてくれんのや。頼むこちゃ。今度はお父さんを助けてあげて」

しばらく考えて柳沢医師は、いつもの優しい口調で答えた。

「わかりました、なんとかしてみましょう。でも私一人で決められることでないので、みんなで会議して決めるから」

それから数日後、笹嶋さんは城北病院に転院することができた。安堵した妻は、その一ヶ月後、体が改善し無事に退院した。柳沢医師は話す。

「もうがんの終末期の方は、どこの病院も受け入れたがらないです。経営的にですよ。今、笹嶋さんに対する治療ということでいうと、極めて厳しい言い方をすると、もうすでに病院の持ち出しになるんです。笹嶋さんから入る収入と私達がする医療行為を天秤にかけたら、笹嶋さんはもう、うちの病院にとって儲けの対象にならないんです。これは厚生労働省が定める入院基本料が、在院日数によって目減りする仕組みになったからです。よく医療難民っていう言葉が最近言われています。そのかなりの部分は、がんの終末期の方だと思います」

城北病院では、患者の家族環境を把握して入院患者を決定している。笹嶋さんの場合は、入院中の妻と二人の子供を養っている娘の負担を考えて、採算が合わなくとも受け入れを決めたのだ。

最後の願いを叶える〝お出かけ〟

笹嶋さんが城北病院に入院して一ヶ月が過ぎた頃に話は戻る。

余命一週間と告げられた笹嶋さんであったが、念願の姉と再会を果たしたことで生きる気力を取り戻していた。「病は気から」ということわざの通り、病状も落ち着き、何よりたび笑顔が見られるようになった。

診察に訪れた柳沢医師は、笹嶋さんの手を握りしめて話しかけた。

「笹嶋さん、だいぶ呼吸が落ち着いてきたので、明日は床屋さんＯＫにしました」

「はい、行ってきます」

笹嶋さんの次の願いごとは、馴染みの床屋で髪を切ることだった。

「男前あげてきてください」

「こんな贅沢を言う男、ほかにはおらんやろ」

「いいんじゃないですか、今まで苦労してきたんだから」

柳沢医師は最後の願いとなるであろうこの床屋行きを快く引き受けた。

ナースステーションでは、さっそく〝お出かけ〟の準備が始まった。当日の移動のためのリフト付きの車や車いす、酸素ボンベなどの医療器具の手配、スタッフは看護師、理学療法士、医学生の三名が同行することになった。これだけの医療設備と人件費を計算すると数十万円になるが、この病院では一切患者に請求はしない。医療は利益だけを追求してはならないというスピリットが、この病院には伝統的に根付いているからだ。

しかし、ここで働く医療者達の誰に聞いても、そんな堅苦しい考えを口にしない。

「患者さんが喜ぶことをしたいんです」

ただそれだけだ。

出発の日、私服の担当看護師の辻さんが笹嶋さんの着替えを手伝っていた。病衣を脱がせ体を起こしてTシャツを着させようとした時、辻さんの胸が笹嶋さんの体に触れた。

「おっぱい触るの久しぶりやなー」

「もーう！」

上機嫌の笹嶋さんを見て、顔がほころぶ辻さんは、夜勤明けにもかかわらずボランティアで〝お出かけ〟に付き添ってくれるのだ。ナース姿でないのは、出かけた先で仰々しさを周りに感じさせない意味もある。理学療法士の青木さんが、ベッドから笹嶋さんを酸素ボンベ付きの車いすに座らせる。入院中のリハビリを担当してきた青木さんは、笹嶋さんの足腰の状態を一番把握している。

これで準備は整った。床屋へは、看護師の辻さん、理学療法士の青木さん、そして医学生が同行する。もし、移動中に何かあっても適切な対応ができる心強いスタッフ達だ。

妻は、あまりの行き届いた病院の対応に驚くばかり。二ヶ月前までは病院の行き先が見つからないと苦労していたからだ。

「さっぱりしてきてください」と笑顔で見送る柳沢医師や看護師達。

笹嶋さんは鼻にチューブを入れたまま、車いすに乗って外に出た。九ヶ月ぶりの外出だ。外は快晴。まばゆいばかりの太陽の光が全身に当たると、笹嶋さんはうつむきながらも、日光の匂いや肌に当たる感触を懐かしむように、白髪の頭を左手で撫でている。

「帽子かぶらんと眩しい」辻さんが笹嶋さんの肩にかかっていたタオルを頭に被せて日よけにすると、ご機嫌の様子で、やすき節を口ずさんだ。

「あら、エッサッサー」

余命一週間と告げられた患者とは思えないくらい、笹嶋さんは目を輝かせていた。

リフト付きの車に乗り込んだ面々は、床屋に向かって車を走らせた。運転は理学療法士の青木さんが担当した。できるだけ車が揺れない道路を選び、ブレーキもゆっくりと慎重に踏んだ。後部席では、看護師の辻さんが笹嶋さんに寄り添って「大丈夫やね」と顔色を診たり、酸素ボンベのメーターをチェックしていた。

向かった先は『カットクラブ・クラタ』。笹嶋さんの店から目と鼻の先にある床屋。今は二代目が跡取りとして働いているが、先代の頃からの常連だった。笹嶋さんはこだわりの料理人、身なりもキレイにしておかないと、月に一度はこの床屋に通っていた。

車いすで店内に入ると、いつものように二代目店主が出迎えた。

鼻に酸素チューブを付けた笹嶋さんが頭を撫でながら言った。

「どこ行っても、気に入った髪型にならんもん」

病院で髪を切ってもらうこともできたが、どうしても最後にこの思い出深い店に来たかったのである。そんな思いを妻から聞かされていた店主は、感極まって何も言えず、ただ深々と頭を下げていた。

笹嶋さんは、きりりと身のひきしまる表情で鏡に向かった。髪にハサミが入れられた。床には静かに白髪の束が落ちていく。鏡の中の自分を見つめている笹嶋さん。

「良かったね」

そばで見ていた妻が目を細めた。

「みんなのおかげで、ひとつずつ最後の願いが叶っていく……」

ハンカチで目頭を押さえながらそう言うと、横にいた看護師の辻さんが肩に手を置いて慰めてくれた。散髪が終わると店主の母が髭剃りを始めた。鼻のチューブに気をつけながら、シェービング・クリームを塗った頬を剃っていく。

「いい男になりましたね」

笹嶋さんは気持ち良さそうな顔を浮かべて呟く。

「(芳子は) 二度惚れしてくれるかな」

店主の母は、ソファーに座って待っていた妻にこのメッセージを伝えた。歩み寄ってきた妻は微笑みながら答えた。

「してあげますよ。二度でも三度でも」

「奥さん大好きやものね？」

店主の母が笹嶋さんに聞いた。

「うん」

「言ったことないことを言うとる (笑)」

シャイな笹嶋さんが人生の最後、妻、芳子さんに精一杯の思いを込めた言葉。一番伝えたかった言葉だった。理学療法士の青木さんが呼吸不全を心配して、酸素濃度計で血中の酸素飽和度を測ってみると、普段は85くらいしかないのに100もあった。

「病院でも100なんて出んよ」

「おー、なんでやー」

「やっぱ気分や、その笑顔や」

青木さんは、この〝お出かけ〟に付き添うたびに、患者が目を輝かせる姿を幾度も見てきた。

「じゃあ、体の調子も良いし、最後に家を見て帰る？」

笹嶋さんは深々とうなずいた。

帰る道すがら、床屋から目と鼻の先にある居酒屋『弥良』に立ち寄った。瓦屋根の古い二階建てで、日に焼けて色あせた薄茶の外壁には、『弥良』の看板がある。

左側の錆びた赤いポストのあるドアが家の玄関で、右側のガラスサッシの引き戸が店の入口。コンクリートの隙間からは雑草が生えていた。お世辞にも立派とは言えない建物だが、笹嶋さん家族や客の思い出が詰まっている。

ドアを開けると、店内は物で溢れていった。隅には客が忘れていった傘の束が置かれ、壁際にはいすが積み上げられていた。カウンターにはみりんやしょうゆの瓶……。壁に画鋲で貼りつけてある短冊状のメニューは、黄色く変色している。右から赤いマジックで「串焼き」、黒いマジックで「つくね」「しろ串」「豚串」という温かみのある手書き文字。厨房には、出刃包丁、刺身包丁など数本の包丁が立ててあった。主を失った厨房は、そこだけ時間が止まっていた。笹嶋さんは懐かしそうに店内を見渡すと一言。

「さて、何を作ろうかな。テールの煮込みかな」

料理人の腕が騒いできたのか、両手の指を重ね指先を小刻みに動かして調理の仕草を始めた。

「さあ、みんなに注文聞かんなんね」と涙ぐむ妻。

駆け落ちをして結ばれた妻と必死に貯めたお金で独立し、三十年間も続けてきた店は、笹嶋さんの人生そのものだった。青木さんが笹嶋さんの容態を心配して切り出した。

「じゃあ、そろそろ戻りましょうか」

笹嶋さんは静かにうなずき、夕日が差す店を後にした。

患者の願いを叶えてきた病院だが、柳沢医師は今の医療制度に不安を感じている。

「自分の人間性とか見つめ直して、少しでも人情味のある医者になろうと努力してきましたが、国の制度としてここまで経済面から締めつけられると、背に腹はかえられなくなるので、このような〝お出かけ〟が続けられるか、本当に深刻な危機感を持っています。今の勢いで診療報酬が削られてゆくような事態になれば、たぶん続けていけなくなると思います」

最後の別れ

床屋に行ってからひと月以上が過ぎた二〇〇七年十月二十七日の早朝、笹嶋さんの容態が急変し、危篤状態に陥った。娘は当直医からの電話を受け取ると、母と共に病院に向かった。笹嶋さんは西病棟三階の個室に移されていた。ベッド上の笹嶋さんは目を閉じ、酸素マスクを付けて弱々しい呼吸をしていた。駆け寄る妻と娘。

「また髪伸びたね。床屋いかんとね」

妻が笹嶋さんの頭を撫でながら寂しさを紛らわすために声をかける。

娘は涙を流しながら父に詫びた。

「お父さんごめんね」

危篤になる前日の夜にも父に会いに来ていた娘は、父が言った最後の言葉を思い出し悔やんだ。病室での帰り際に、笹嶋さんは何かを悟っていたのか珍しく「今日は帰らないでそばにいてほしい」と言った。しかし、娘は、家で留守番をしている二人の子供が気にかかり、「また明日来るね」と帰ってしまったからだ。

ついに来た別れの時に、妻と娘は、じっと笹嶋さんの顔を見つめて泣いていた。

そばで容態を見ていた柳沢医師が、そっと笹嶋さんに歩み寄り耳元に口を近づけて、ゆっくりと話しかけた。

「笹嶋さん、柳沢です……。目をつむったままでいいから聞いて。いよいよお迎え来たそうだよ。わかる？　奥さんに言いたいことあったら今のうちやぞ」

「うん」

笹嶋さんは、喉を震わせながらそう言うのがやっとだった。

「……」

笹嶋さんは声にならない声を出す。妻はハンカチで目を押さえながら見守っている。

柳沢医師は穏やかな表情で顔を近づけて「ちょっと目を開けるよ」と笹嶋さんの目蓋《まぶた》をそっと開いた。

「奥さん見える？」

笹嶋さんはかすかにうなずいた。妻は涙を拭きながら言った。

「父さん、逝ったら私をすぐ迎えに来てね」

「………」

柳沢医師は、微笑みながら語りかけた。

「ダメやよ、そんなことしたら」

「………」

それから、小康《しょうこう》状態が続いたのち、翌朝に眠るように笹嶋さんは息を引き取った。

余命一週間と言われてから四十五日間もの間、精一杯生き続けた笹嶋さん。

最後の願いを叶え、たくさんの笑顔を残してこの世を去った。

File.002

伊村正和さんの最後の願い

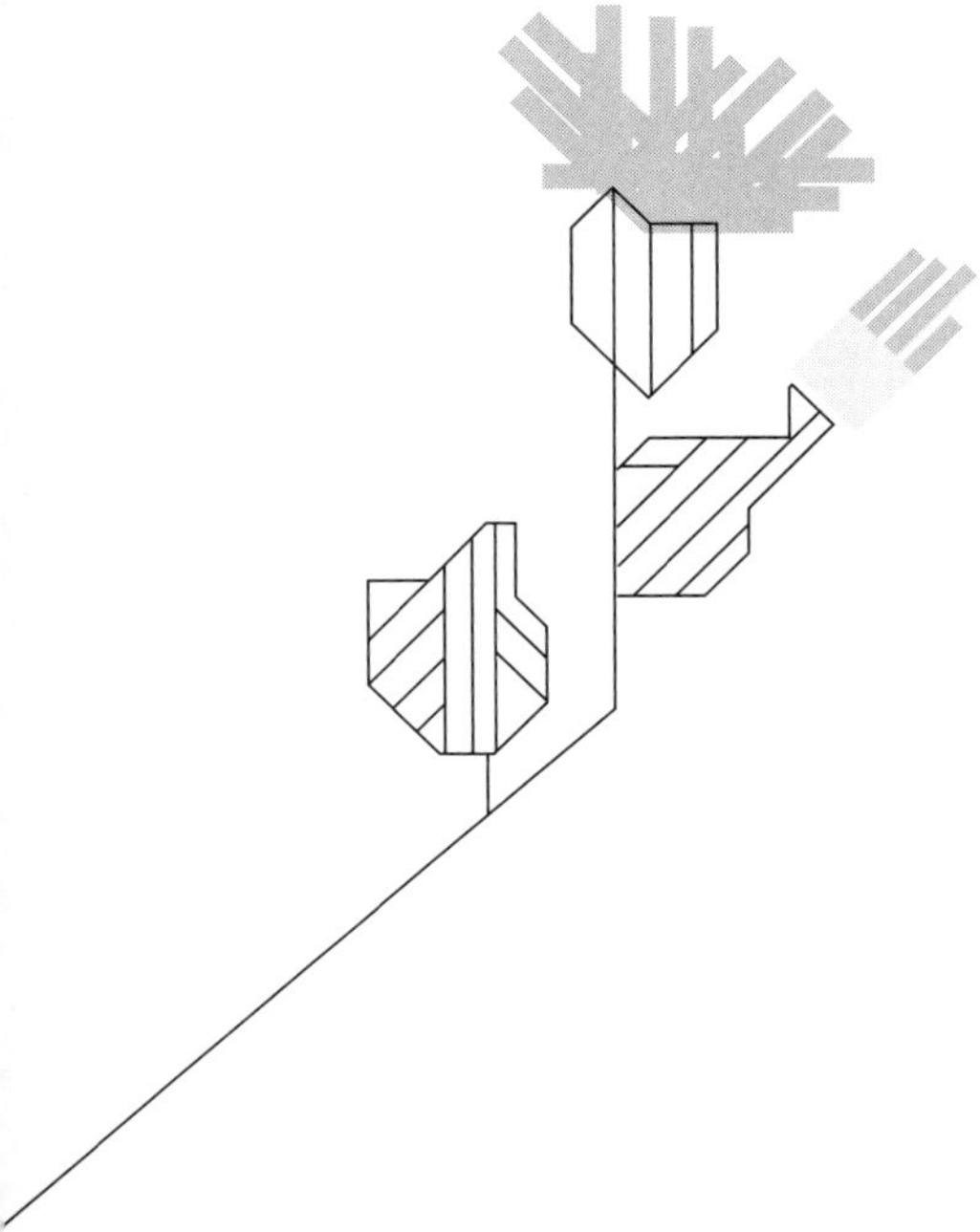

青年への突然のがん告知

「がん性腹膜炎を伴った進行胃がんです」

二〇〇三年五月二十日。面談室で伊村正和さん（享年三十四）は、末期がんの告知を受けた。斉藤典才医師（外科医）が、胃カメラの画像を説明する。画面に浮かぶ黒いがん細胞。人生の折り返し地点にも達していない三十四歳の青年には、むごすぎる告知だった。伊村さんの膝の上に置いた両手は小刻みに震えている。

「すぐに吐いてしまって、ご飯が全然食べられなかったのでおかしいと思っていました」

死の宣告に取り乱すことはなかったが、顔から血の気が一気に引いた。

同席した兄の正人さんは「胃のポリープとしか思ってなかったのに、まさかがんで、そのうえ末期だったとは……。信じられない、の一言でした。目の前が真っ暗になりました」と、振り返る。たった一人しかいない弟を助けられない無力さに打ちひしがれた。

それは斉藤医師も同じ。がんの告知でも末期の告知は胸が痛む。

「告知の時は患者さんの目を見られないです。今まで何百人と末期がんの告知をしてきましたが、伊村さんのケースは若いだけにツラかったですね。三十代で胃がんを発症し亡くなる方は少ないですから。病院に来られた時には、もう手の施しようがなく、救うことができなくて、ただただ申し訳ないという思いでした」

三十四年という短い生涯の大半を病と闘い、告知から約三ヶ月後の八月二十九日、伊村さんは息を引き取った。

伊村さんの父、浩さんは三十二歳の時に心臓病で急逝した。

父親が亡くなった時、正和さんは三歳、兄の正人さんは六歳。母・いつ子さんは、幼い二人の子供を育てるために、昼も夜も働き続けることになった。

兄・正人さんが、当時の家庭の状況を語る。

「母は日中は、清掃の仕事、夜になるとハンダ付けの内職をするなど掛け持ちして頑張っていました。学校から帰っても母は仕事でいないので、弟は僕を頼りにして、いつもくっついてきました。もちろんケンカもたくさんしましたが、二人で遊びながら、母親の帰りを待っていました。気持ちの優しい弟ですが、でも頑固な性格で、一度決めたことは絶対曲げません。納得できないことがあると、僕のほうが大きくて力で勝っているのに構わず突っかかってきていました」

伊村さんは六歳の時、腸重積症にかかり手術を受けている。小腸の一部である回腸が、大腸の中に入り込み詰まらせてしまうもので、放っておけばその部位が壊死してしまう状態で、手術を受け成功はしたが、まだ六歳の子供にとってはツラすぎる体験だった。

その手術がツラくて正和さんにとっては病院は痛いところ、苦しむところになってしまい、極端な病院嫌いになった。働き続ける母親は「また正和が病気になった。仕事どうしよう。休まなくては……」と、体の弱い次男坊を気にかけながらも、病気の時しかゆっくり息子との時間を作ることができない。「仕事を休んだからね、甘えん坊しても良いよ」と埋め合わせをするように愛情を降り注いだ。

そうした母親の愛情は幼い伊村さんに伝わり、成長するごとに「早く母を楽にしてやりたい」と考えていた。

中学三年生になった正和さんは、母や兄が「高校へ行かんとダメや」と口をすっぱくして勧めても、「進学しない」と言い張った。言い出したら聞かない頑固さは子供の時から変わらず、結局、母親も兄も負けてしまい、正和さんは、同級生のほとんどが高校に進学する中、学校の斡旋《あっせん》で市内の印刷所に印刷工として就職した。

「早くお母さんを楽にしてあげたいから、仕事を覚えよう」と志を持つ十五歳。勤務態度は真面目で、職場の先輩達にかわいがられ一生懸命働いた。

ところが、入社から一年ほど経った十六歳の時、仕事中に急に激しい胃痛を訴え、近所の病院に駆け込むと、胃の中には胃壁を圧迫するほど無数のポリープができていた。ポリープは幸いにも良性だったものの、胃の半分を切除する大手術を受けた。印刷工場の上司は、そんな伊村さんに「退院したら必ず戻ってこいよ」と何度も言ってくれたのだが「長い間休んでしまい、みんなに迷惑をかけた。申し訳ない」と、律儀な頑固さで印刷所に戻ることはなかった。病気がちな身の伊村さんは、体と相談しながら、自分でもできる仕事を求めて半年から二、三年おきに仕事を替えた。その中にはパチンコ屋のホールスタッフもあった。

その後、二十二歳の時には、大腸と胃のポリープ摘出手術をそれぞれ一回ずつ受けている。病理検査の結果、いずれも良性だったが、ポイツイェガー症候群と診断された。

この病気はポリープができやすい遺伝性の疾患。将来、多発するポリープががん化する確率も高いため「定期的な検査が絶対必要だ」と説明を受けていたが、幼い時のツラい記憶が邪魔をして伊村さんの足が病院に向かうことはなかった。

静かに体を蝕む『サイレントがん』

胃がんは自覚症状が出た時にはすでに進行し、手遅れになるケースが多い。本人が気づかないうちに静かに体を蝕んでいく『サイレントがん』と言われる由縁だ。

伊村さんの場合もそうだった。二十二歳の時の手術から十一年後、亡くなる前年の三十三歳の頃、食べて吐くという胃がんの徴候《ちょうこう》が表れていたが、この期に及んでも診察を受けようとしない。当時、兄は家を離れ別に暮らしていた。二〇〇三年の正月、久しぶりに実家に帰った兄は弟の姿を見て、目を疑った。

「ガリガリに痩せていたんです。太ももなんて傘の骨のように細くなっていました。『最近、全然食べられない』と。ご飯は茶碗に半分でおかずも少しだけ。胃に負担のかかる脂っこいものは、一切受け付けませんでした。母が心配して何度となく医者に診てもらうよう勧めたのですが、頑固に突っぱねていたそうです。もちろん、私が『すぐ病院行け』と言っても、馬の耳に念仏。その頃はパチンコ屋で働いていたようですが、あんな体でよく仕事ができたなと不思議でした」

家族の忠告も無視し続けた正和さんは、その後も激しい食欲不振や嘔吐をくりかえし、歩くのも困難なまでに衰弱していた。正体不明の胃の激痛にも襲われていた伊村さんが、たまりかねて病院に行くことにしたのは、もうゴールデンウィークが明けた頃だった。

近所にあるクリニックで診察を受けた時は、四十五キロあった体重が三十五キロまで激減。クリニックの医師はすぐさま城北病院での検査入院を勧めた。

斉藤医師は、伊村さんが城北病院に来た時の衰弱した様子が忘れられない。

「ビックリしました。カルテには『タバコもたしなみ、缶コーヒーを一日十数杯も飲む』とあったんですが、入院時は缶コーヒーですら飲んでもすぐに吐いてしまうという状態でした。腹痛や吐き気は入院後もひどくなり、最初から鎮痛剤を使っていました」

「母のことが心配です」

伊村さんが城北病院に入院する直前、母のいつ子さんも初期の大腸がんが発覚し、手術を控えて自宅から近い病院に入院していた。母の病名を聞かされた伊村さんは、斉藤医師にこのようにお願いした。

「そうですか。母は僕の病気のことを知りません。もうすぐ手術の予定がある母がこのことを知ったら……。僕の手術は母の手術を見届けてからにしてもらえませんか」

告知の時、死の淵に追いつめられた自分よりも、母のことを心配していた。震える手を押さえながらも見せた母への愛――。

斉藤医師は、伊村さんの兄と相談した結果、希望通り、伊村さんの手術を母の手術後に先延ばしして、まずは延命のための化学療法をすることにした。

たった三人の家族。母、弟ががんになったことに、兄の正人さんの精神的負担も増えた。

「なんでこんなことになるのかなと悲観的になりました。怖かったです。私も一人ぼっちになるのではという不安がよぎりました。先生の話を聞いている時は我慢していましたが、帰り道、路肩に車を停めて、しばらくハンドルに突っ伏して泣いてしまいました」

兄は、午前中は母に、夕方には伊村さんにと毎日病室を訪れていた。

伊村さんの病状は日に日に悪化し、食べたら必ず吐くという状態で、一人で病室から出歩くことも困難だった。担当の北村香里看護師は、少しでも伊村さんの力になりたいと願って積極的に寄り添おうとした。

「顔色も白くなり、寡黙になって、見るからに元気がありませんでした。話しかけない限り、あちらから話すことはなかったですね。我慢強い方なんですが、堪えきれなくなると『ツライ、ツライ』と訴えていました」

苦しみが少しでも楽になるよう、看護師達は、ことあるごとに話しかけ、伊村さんの希望を聞き出そうとした。できるだけ望みを叶えて一瞬でも病気を忘れられたり、希望を持ってもらいたいと考えていたのだ。

「母が入院中に弟が死んだらどうしよう」

そんな不安も抱えながら母の病院に行く兄。いつも母が最初に口にする言葉にドキリとした。

「かずちゃんはどうや」

「えっ、元気にしとるわい」

そう兄が答えても、母はウソをすぐに見抜いていた。

「顔がウソ言っとる。本当のことを話して」

そう追及された兄は真実を話した。母はなんとなく伊村さんの病状は予測していたが、まさか後戻りできないところまで来ていたとは思わなかった。病室のベッドから窓の外を見て、母はポツリと言った。

「できるなら代わってあげたい」

目には涙が滲んでいた。

五月二十八日、母の大腸がん摘出手術が無事に成功したと兄から聞くと、ベッド上の伊村さんはホッとした表情を見せた。だが、伊村さんの病状は深刻だった。

「がんは胃の中にある分にはそう痛みはありません。ですが、進行胃がんでリンパ腺へ飛び火し、後腹膜にもリンパ腺が浸潤《しんじゅん》すると激痛が起こります。伊村さんはまさにその状態で、強度の鎮痛剤・モルヒネを打っていました」と斉藤医師が語る。

手術を三日後に控えた五月三十一日、伊村さんの病室をノックする音がする。いつもと雰囲気が違う。廊下には北村看護師ら数人の看護師がいる。みんなニコニコしている。北村看護師が静かにノブに手を当ててドアを開けると、一斉に部屋に入った。

「ハッピー・バースデー・トゥ・ユー。ハッピー・バースデー・トゥ・ユー。ハッピー・バースデー・ディア・正和。ハッピー・バースデー・トゥ・ユー」

この日は伊村さんの三十四歳の誕生日。看護師達は伊村さんを元気づけようと、以前から計画を立てていたのだ。看護師達のサプライズに伊村さんは病気のことを忘れて、少しだけ照れくさい表情を浮かべている。プレゼントは病棟の看護師や医師らが寄せ書きをした二つ折りのノート。開けて見ると、赤や青、黒のサインペンで「誕生日おめでとう！」「伊村君、一緒に頑張ろうね！」などと手書きのメッセージが寄せられていて、温かみのあるものだった。

珍しく伊村さんは口元を緩め、「ありがとうございます」と、一人ひとりの顔を見回しながら小さな声でお礼を言った。寄せ書きは病室の棚に飾られ、伊村さんは時折、眺めていた。「すごく勇気づけられたみたいです。嬉しそうでした」と、兄も感激した。

看護師達の温かさに触れ、病院嫌いの伊村さんの心が徐々に開いていく。伊村さんは手術を受けることを決めた。

六月三日、全身麻酔で開腹手術が行われた。ＣＴやＭＲＩでがんのすべてがわかるわけではない。切除できるかどうかの最終的な判断をするための手術である。

執刀した斉藤医師は、鉗子《かんし》で拡げられた胃の病巣を見て一瞬、ため息をついた。

「がんが広がりすぎて取れませんでした。残念ながらもう余命は少ないとわかりました。今後の私達の仕事は、予想される激しい痛みや吐き気などの苦しみをできるだけ緩和することでした。早期発見すれば、治すことができる病気だった。もっと早く病院に来ていれば、と悔やまれます」

手術時間は、切除する場合十時間前後はかかるところだが、手の施しようがなく、ほんの二時間程度で終了した。開腹するだけで病巣を切除せずに縫う、〝開け閉じ〟だった。斉藤医師は、翌日、伊村さんが麻酔から醒めるのを待って余命告知をした。病床の伊村さんは、酸素マスクを付け、ベッド上で体を左右に向けるのがやっとの状態。兄が付き添って、伊村さんのマッサージをしていた。

「余命一ヶ月から二ヶ月です」

横になって聞いていた伊村さんは、覚悟したかのようにまぶたを閉じた。

ここまで進行しているがんは、現代の医学では治すことは不可能。病院にできることは、痛みを取ることだけだったが、城北病院にできることはまだある。

それは生きる目標を見つけることの手助けである。

伊村さんの最後の願い

病室で伊村さんは痛みに耐えながら、指折り数えて母の退院をひたすら待ち続けた。

胃に栄養を送る胃ろうを付け、トイレに行くことも困難になり、尿道カテーテルも付けた。患部の痛みは、鎮痛剤で緩和していた。化学療法を始める前、ジュースも少しなら飲むことができるくらい病状が落ち着いていたある日、北村看護師は、いつものようにベッドの上でテレビを観ていた伊村さんに話しかけた。

「ずっとテレビばかり観ているとヒマじゃないの？」

普段なら、そんな質問には一言、「別に」と答える伊村さんも、おせっかいな質問をする北村看護師が、母の姿と重なったのかもしれない。

「そりゃあ、やりたいことはいっぱいありますよ。だけど、病室ではできないことがいっぱいありますからねえ」

寡黙な伊村さんはこれまで自分のことを話してくれなかった。いつもとは違う態度を察して、北村看護師はさりげなく聞いた。

「じゃあ、何がやりたいんですか？」

「釣りが趣味だからフナ釣りに行きたいなあ。パチンコもしばらくしていないから打ちに行きたい」

北村看護師は伊村さんが何を望んでいるのか知りたかったのだ。化学療法が再開されたら、その治療や副作用で外出がさらに困難になるだろう。外出するなら、今しかない。

釣りは無理でもパチンコならなんとかなるかもしれない。

「急変する可能性も多分にあったので、お兄さんにも了解を得たうえで出かけることにしました」

北村看護師からの相談を受けた斉藤医師がパチンコ屋行きを兄に相談すると、大賛成だった。実現に向けて兄も交えて計画を練った。

余命告知から二週間後、体調の良い日を見計らい、パチンコ屋へ行くことになった。

「自分の足で歩いていくのは無理だけど、みんなで一緒に行くっていうのはどう？」

看護師が尋ねると、伊村さんは目を輝かせた。

「本当にいいんですか！」

とてもさわやかな表情だった。

顔がほころぶ久しぶりの外出

六月二十九日。この日の〝お出かけ〟メンバーは、斉藤医師、北村看護師ら看護師二人、男性事務職員、伊村さんと兄の計六人。病院職員は、みな休みや夜勤明けの、率先してのボランティアでの参加だ。その理由を聞いても、どの職員も、「楽しいから」と言うだけで、気負いは感じられない。彼らを突き動かしているのは、患者のために何かしたいという純粋な気持ちだけなのだろう。

朝、病室では看護師が、外出した時に伊村さんのお腹にチューブを付けていることが外からわからないように処置をしていた。兄も手伝って私服に着替えさせている。

病室を出ると車いすは使わずに、伊村さんは、北村看護師や兄に支えられながら、一歩一歩、歩いた。エレベーターを待っている間は、長いすで休み、一階へ着くと玄関に停めてあった車に乗り込む。

「普段、弟は三階の病室におりっぱなし。車いすで売店に行こうと誘っても断っていたが、気丈に歩く姿を見てビックリしました。病は気からなんやなあ」

伊村さんは喜びを顔に出せるほどの体力はなく、青白い表情のままだったが、久しぶりのパチンコに心躍っていた。一行は病院から車で五分とかからない近所のパチンコ店へ行くことになっていた。伊村さんは元気な頃に通っていた店を希望したが、遠方のため断念。それほど外出すること自体、危険な病状だった。この状況で伊村さんを外出させる病院がどこにあるだろうか。城北病院は、本人や家族がリスク覚悟で行きたいという気持ちがあるのなら、連れていく。

午前十時、開店したばかりの店内に入ると、ジャラジャラというパチンコ玉の音、パチンコ台の効果音、大音響のBGMと、それらに負けない威勢のいい場内アナウンスの声。そしてたちこめるタバコの煙と臭い。パチンコ店初体験の看護師二人は目を見合わせて耳を塞ぐ。患者のためならこんなに空気の悪いところも苦にならない。

まずは台選びから。伊村さんはこの空間を懐かしむように、ゆっくりとした足取りで店内を半周し、斉藤医師らもぞろぞろとついていく。伊村さんは立ち止まると、台の上にあるデジタル表示の出玉記録をチェックしてから席に着いた。選んだ台は、入院前から好きで打っていた機種。伊村さんの左側に兄、右側に事務職の男性、残りのメンバーがその背後の席にと、もしもの時もすぐに対処できるように伊村さんを囲んで座った。

伊村さんは座ると千円札を台の左横の機械に入れる。玉が上皿に出てくると、ハンドルを握り玉を弾く。盤上に勢い良く飛び出して、釘に弾かれながら落ちていく。

玉がスタート・チャッカーに入ると、盤上の液晶画面の三桁の数字が回転する。三桁の数字が揃うと大当たりになる仕組み。玉を真剣な目で追う伊村さんは、夢中にパチンコを打った。みな自分の台には目もくれず、伊村さんの体調を気遣いながら「当たって！」と願っている。北村看護師がその時のことを振り返る。

「えーっ、どんだけお金を入れるんだ！　と思うくらい、千円札をシューシューと何枚も入れていましたけど、時間を惜しむようにパチンコをしていました。一万円くらい使っていたでしょうか。あっという間でした」

みなの願いは通じず、なかなか伊村さんの台に当たりはこない。ただでさえ全身のチューブを抜いて来ている状態。一喜一憂できるほど伊村さんに体力は残っていない。それでも黙々と打ち続ける。みながあきらめかけていたその瞬間、伊村さんの台からひと際、大きな音楽が鳴り響き、ピカピカと光った。大当たりだ。

「〇〇〇番台、大当たりおめでとうございます！」

場内アナウンスも伊村さんの大当たりを祝福する。北村看護師達もお互いに目を見合わせて喜ぶ。伊村さんは笑顔や身振り手振りで喜びをアピールするでもなく、淡々と打っていた。でも、内心はとても嬉しかった。その後も二回連続大当たりが続き、ドル箱三箱分の玉が、足元にたまった。

開始から約二時間、斉藤医師がそろそろ限界と判断した。歩くのも支えられながらやっとだというのに、ここまで体力が続いたのは奇跡に近かった。

「そろそろ帰りましょうか」

斉藤医師の問いかけに、伊村さんはうなずいた。

「そうしますか」

出玉はチョコレートや缶コーヒーなどのお菓子に換えて、ほんの気持ちと〝お出かけ〟に協力してくれた病院スタッフにプレゼントした。

「おかげで気分転換できました。ありがとうございます」

本当は今すぐベッドに倒れ込みたいほど疲れているはずなのに、元気を装ってお礼を言った。

「病室で痛い、痛いと訴えていた伊村さんが、たったの二時間のパチンコですが、痛み止めなしで耐えられました。一瞬でもいいから、ツラい現実を忘れる時間ができたと信じています」

北村看護師はしみじみと語る一方で、兄の正人さんは興奮気味に話す。

「パチンコをしている間だけは病気のことを忘れられたようです。大当たりしてガッツポーズする力も残っていませんでしたが、私は横にいて喜びようが伝わってきました。

弟がパチンコ台のハンドルを握られただけで満足なのに、当たるなんて奇跡ですよ！」

〝お出かけ〟は家族も幸せにした。

斉藤医師は兄の感謝の気持ちを聞いて、医者としてのやりがいを感じた。

「生きていればまたパチンコができる、という生きる希望も湧いてきたと思います。普通の病院なら、あんな煙もくもくの環境の悪い場所に患者さんを連れていくことを認めないでしょう。たとえ病院が認めても、わざわざ連れていく医師も看護師もいない。誰に教わったわけでもないんですが、患者さんの楽しみを発掘するということも我々の役目なんです。〝お出かけ〟は患者さんだけではなく我々にとっても喜びです。普段、苦しんでいる患者さんが喜ぶ姿を見るのは、医者冥利に尽きます」

母に会うために耐えた過酷な化学療法

パチンコの翌日、伊村さんは強い吐き気に襲われた。化学療法が始まり、副作用の苦しみも上乗せになったからだ。それでも過酷な闘病生活に耐えたのは、母に会いたい一心だった。その思いを、斉藤医師は真正面から受け止めた。

「化学療法をすれば副作用の苦しみがありますが、死期を遅らせることができます。ただ伊村さんの化学療法は、延命のためというよりも本人に生きる希望を持ってもらうためにやっていたのです。お母様に会うまではなんとしても生きてもらいたかった」

伊村さんは、病室のカレンダーを眺めながら、ほかの病院に入院中の母の退院を心待ちにしていた。早くから自立し、母に甘えることも少なかった反動なのか、今、母への思いは強くなる一方だった。ところが思わぬハプニングが発生した。母が大腸がんの手術の後に腸閉塞を起こし退院が延びてしまった。一日千秋の思いで待っていた伊村さんにはショックな出来事。精神状態は限界に近かった。

「なんのために化学療法の副作用に耐えていたのか。もう母と会えないかもしれない」

そんな伊村さんを支えたのは看護師達だった。

「お母さんが来るまで頑張ろう」

看護師らは、青ざめて目もうつろな伊村さんをそう励まし続けた。

まだ会話ができた頃、伊村さんは兄と病室でこんな会話をしていた。

「父さん亡くなったのって、いつやったたっけ？」

「昭和四十七年に三十二歳で亡くなっとる」

「父さんよりも長生きしたからいいか」

三十四歳という若さで、こんなにも死を受け入れている弟の姿に、兄は切ない気持ちになった。そして今、もはや伊村さんには生きることは苦しみでしかない。

「早く死なせてほしい」

母が来る直前、伊村さんはぼんやりとした意識の中で、北村看護師に小さな声でそう懇願した。信頼してきた看護師にだからこそ言える言葉だった。吐血も続き、痛み止めの効き目が切れると、腹部全体に激痛が走り、吐き気も止まらない。吐くものがないから、洗面器にたまるのは胃液だけ。もはやまともに会話できる状態ではなかった。

夏の盛りのお盆、伊村さんは珍しく兄にお願いごとをした。

「かき氷のアイスが食べたい」

兄は売店からメロン味のカップアイスを買ってくると、ベッドの伊村さんに渡した。

「弟は自分でフタを開けて、木のサジで一口だけ食べると、『うまい』と一言だけ言いました」

瀕死の状態で叶った母との再会

お盆が過ぎてから母がようやく退院すると、その足で息子のもとに駆けつけた。

「かずちゃん、遅くなってごめんね」

伊村さんが入院して以来、三ヶ月ぶりの再会だった。変わり果てた息子の姿を見て、母は涙をためながらベッドの横に崩れ落ちた。伊村さんは母の呼びかけに、返答する気力はなかった。小さく微笑むのが精一杯だった。

その日から母は息子の最後を介護しようと病室に寝泊りして、片時も離れず付き添った。病院も母のベッドを息子の隣に並べた。

母は病室では気丈に振る舞っていたが、廊下に出ると、涙ながらに兄にこう話した。

「かずちゃんが生きていて良かった。このましゃべらんでもいい。歩かんでもいい。一生、ベッドの上でいいから生きていてくれないか。生きていてほしい」

病室での伊村さん親子の姿は、今も北村看護師の胸に強烈な印象として残っている。

「お母様は伊村さんが息を引き取るまで、片時も離れずそばにおられました。夜、寝ている時は、伊村さんの右腕とお母さんの左腕は、手首に一本の赤い毛糸を紐にして結ばれていたんです。伊村さんが苦痛などで目が覚めたら、紐を引っ張りお母さんを起こして介助を求めていたんです。たとえば、口の中が気持ち悪い時も、紐を引っ張ってお母さんを起こしてうがいをしていたそうです。その毛糸の紐は、まるで母と子をつなぐへその緒のようでした」

四六時中、激痛に耐える伊村さんを思う母の愛が、その紐から伊村さんに注がれていたのだろうか。

「ご本人とお母様が決めたそうです。痛みを知らせるだけの紐ではなく、ずっとつながっていたいという思いがあったのでしょう。お母さんは退院したばかりでしたから、不安を抱えながら寂しく夜を過ごす患者の気持ちをわかっていたはずです。お母様もそうしてほしかったから、紐でつなぐことを思いついたのかもしれません」

医師や看護師達は、患者と家族が紐をつないでいる姿を見るのは初めてだった。

「お母様は疲れた時だけ廊下の長いすで仮眠していました。お母様だって退院直後で安静が必要な状態だったんですが、お子さんの前では疲れたところを見せたくなかったんでしょう」

兄は母がよく弟の腰や手を撫でていたという記憶しかない。そう印象づけるほど母はつきっきりで看護していた。

亡くなる前々日の八月二十七日、伊村さんは病床で母にぽつりと言った。

「母に聞いたところ『安楽死させてくれ』と言ったそうなんです。今まで弟は一度も私達家族には痛みを訴えませんでした。この言葉が弟なりの痛い、という表現だったんでしょう……」

たまりかねた母と兄は看護師に伝えた。

「ツラい思いや痛い思いはさせたくない。楽にしてやって」

八月二十九日の午前十一時頃から、伊村さんの意識が徐々に遠のいていった。

そして午後十二時十五分、母に看取られて静かに息を引き取った。兄が駆けつけたのはその十五分後だった。死に目には会えなかったが、伊村さんの顔は苦しみから解放されとても穏やかだったという。斉藤医師も伊村さんから多くのことを学んだ。

「入院当初から腹痛が激しくて、ペンタジンという割合強い鎮痛剤を使っていました。手術後も、痛みや吐き気、腫瘍が邪魔をして食べ物が通らない通過障害で、モルヒネもずっと使っていました。四六時中、苦痛や吐き気から解放されない最も悲惨ながんです。よく三カ月も耐えたと思います。お母様が来るまでは頑張ろうと思っていたから耐えられたのでしょう。家族愛の強さを感じました」

斉藤医師はガラにもなく涙ぐんでいた。

実は今回の取材で、斉藤医師と兄は六年ぶりに再会していた。

兄には、斉藤医師に言いそびれていたことがあった。

「弟の遺体を運ぶ時、病院の出口で皆さんにお礼をしたかったんですが、余裕がなくて言えなかったんです。今、改めてお礼を言いたいです。パチンコに連れていってくださってありがとうございました。私たち家族の救いになりました。そして、これからも弟のような患者さんの願いを叶えてあげてください、よろしくお願いします」

城北病院〜『笑って死ねる病院』の真実〜

最後の願いを叶える病院

カラオケボックスで歌いビールを飲みたい。

紅葉を見にドライブに行きたい。

働いて建てた自分の工場を見たい……。

終末期を迎えた患者の願いを聞き出して、叶えようとするのは、社団法人石川勤労者医療協会・城北病院。城下町金沢、金沢駅から東大通りを歩き浅野川を渡ると、決してオシャレとは言えない白い建物が見えてくる。三百十四床の中規模病院、ここが『笑って死ねる病院』と呼ばれている城北病院だ。

厚生労働省が定める緩和ケア病棟は持たないのだが、開業した六十年前から、終末期の患者に対して、心おだやかな日々を送り、笑顔で死を迎えてもらいたいと日々努力してきた。

そうは言っても、余命の告知をすんなり受け入れられる人などいるわけがない。

家族を愛し、仕事に燃えてきたのに、自分ひとりだけがこの世から去るとは、長く生きられないとは……。告知を受けて幾日も苦しみ、それでも少しずつ落ち着きを取り戻すと、次には限られた時間だからこそしたいことや、やり残したことが頭をよぎり始める。看護師からさりげなく「何かしたいことは？」と聞かれた患者の多くは、「自宅に帰りたい」と話す。そのほか、墓参り、趣味のパチンコ、あるいは家族の結婚式に出席したいという人もいた。

しかし衰弱しきった終末期の患者が「外へ出かけたい」と言っているからと連れ出せば、外出先で呼吸が止まるかもしれない。「『パチンコがしたい』と患者が言ったから」と連れていく病院はまずないだろう。ところがここでは、〝お出かけ〟と呼んで、医者や看護師達が付き添ってパチンコに行くのだ。もちろん患者を連れ出すことで、死期が早まる場合もあるかもしれないが、願いが叶ったほうが笑顔になれると、この病院ではできる限り実行してきた。

ベッドに横たわったまま死を迎える選択と、ほんの一時、病院を出て自然の空気を肌で感じ、見たかったものを見、したかったことをしてから迎える死。どちらも医療。

もし、あなたが患者になり死が間近だとしたら、どちらを選ぶだろうか――。

患者の願いに沿う医療について大野健次院長が語る。

「私達医師や看護師などの医療従事者は常日頃、患者さんに十分時間をかけて診療を行うことができずに、申し訳ないと思っています。もう少し時間があれば、もう少し人が多ければ、患者さんの希望をかなえる医療ができるのにと、いつも思っています。〝お出かけ〟はそんな後悔の気持ちの裏返し。今、私達にできる精一杯の活動ですね」

患者第一の姿勢は伝統

終戦後、貧しい人達が医者にかかるのは、死亡診断書を書いてもらう時だけで、安心して誰でも診てもらえる診療所が欲しかった。終戦から四年後の一九四九年八月、その願いが実現し、前身となる『しろがね診療所』が市民達の出資で開業された。木造二階建ての印刷所を改修した小さな診療所だった。

一九五六年には、現在の場所に『城北診療所』を開設し、その後ベッドの数を増やして『城北病院』になり「患者の立場に立った差別のない平等の医療」という理念は三百十四床になった今も変わらない。

大野院長は、研修医だった頃を思い出す。

「現在の臨床研修制度が始まり、ここも臨床研修病院に認定されているので、今では普通のことになっていますが、当時では珍しく城北病院に研修医として直接入職しました。大学病院の医療よりは城北病院の医療のほうが肌に合っていると思ったことと、患者中心の臨床をやりたいと思ったからです。そして私が入職した一九八五年からすでに〝お出かけ〟が当たり前のこととして行われていました」

〝お出かけ〟には年季が入っていた。

差額ベッド代（個室料など）は取らない。受付や院内の各掲示板に「差額ベッド代を取らない」と明示してある通り、個室に入っても差額ベッド代の請求はない。抑制され続ける診療報酬のために、病院経営は困難を極め、多くは差額ベッド代で赤字を補填している。

仮にここでも個室に入った患者に一日五千円の差額ベッド代を請求すれば、一億円近い年間収入が見込めるだろうが、ここでは差額ベッド代は取らない。取って経営を安定させればという話も出るには出るが、毎回、結論は「地域の人達が少額のお金を持ち寄って自分達のために作った病院だから、取らないで頑張ろうよ」となる。

人件費や経費の削減も行われている。たとえば院長専用の車など最初からないし、院長は健康のためと自転車で通勤している。

命に関わらない部分の経費を削るというのがここのやり方だから、院長室の壁紙や床は剥がれて老朽化しているがそのまま。普段から業務を改善しよう、削れるところはないだろうかと話し合い、昨年は当直医に支給されてきた夜食のパンも廃止にした。医局の冷蔵庫には、レトルトカレーやカップ麺が用意されているので、夜中お腹がすいた医師はカレー代として箱に百円を入れて食べている。診察の合間に飲むコーヒーも各自で毎月千円を負担している。

城北病院をよりよくするサポーター、友の会

忘れてはならないのが、『金沢北健康友の会』(以下、友の会)の存在で、城北病院は

組合員の出資金で運営される生活協同組合のシステムに似ている。

二〇〇九年六月現在、八千世帯、一万五千六百人が友の会の会員で、『共同基金』と『協力資金』というふたつの基金を募り、病院の運営に協力。基金はCTやMRIなどの高額医療機器の購入、施設拡充などの資金に充てられている。

同じ借りるにしても銀行の融資と友の会の共同基金や協力資金では、利子に大きな違いがありかなりの節約になる。

また、友の会はこうした資金的な援助だけではなく、病院のサポーターとしても活動している。看護師不足を心配して募集のチラシを制作して配布することもあるし、医師や看護師を講師にした健康講座もたびたび開いている。

友の会はお金も出すが口も出す。月に一度の抜き打ち検査だ。目を光らせて病院の中を隈なく歩き、厳しいチェックをする一団。その名も〝病院探検隊〟。友の会の男性二人と女性一人の〝病院探検隊〟が病院の職員を連れて、病院の見回りをする。そう、院内の設備や患者のクレームなどを調べる機関なのだ。隊員は患者のために、そして病院運営のためにと、容赦なく細かい指摘をする。女性の隊員がトイレ入口で立ち止まったと思ったら、こう指摘した。

「ここから男子が用を足してるところが見える。女性は見たくない、隠せないのか？」

一方、トイレでは実際に便器に座って確認する。

「トイレットペーパーが後ろ側にあるから、体をひねって取らなければいけない」

「ハンドソープが空っぽ」

「点滴をひっかけるフックがない」

患者の目線にこだわって見つける細かいチェックに、看護師達もタジタジだが、病院だって文句を受けるばかりじゃなく、工夫をしている。バラバラのいすが置かれている待合室をその例として挙げてみる。

「長いすの高さが微妙に違うし、いすもバラバラ。どうして？」

「患者さんに合わせて、いろんな高さを用意しているんです」

なるほど、大きな人、小柄な人、子供にお年寄り、それぞれ座りやすい高さが選べる配慮だった。指摘を受けた箇所は、次回の探検までに改善し報告する。

病棟の看護師長は「仕事に追われ、自分達が気づかないこともあるので助かります。

でも細かいねぇ」と笑っていた。

ひと通り、〝巡回〟が終わると院長らとご意見委員会が始まる。今、点検したことを直接話した後に、患者達から聞き取りしたことも話される。入院患者から聞いた「お茶が薄い」に、病院は「濃いより薄めのほうが体に優しいと考えますが……」と答える。

気持ち良さそうに強気で続けて発言するご意見番。

「こうしたことは誰かがチェックしないとね」

「あら、それが私らの役目や」

「私達と病院は対等の関係ですから」

「ハハハハ」

対等との言葉に、事務長も院長も「ごもっとも」とばかりに頭を下げて苦笑い。

探検隊ばかりが目を光らせているわけではない。

普段も院内には患者用に〝ご意見箱〟を設置して意見を聞き、投書の内容と回答は月一回程度、掲示板に貼り出している。

《通院が不便》という投書をきっかけに、福祉有償運送業のＮＰＯ法人『たすけ愛』を設立し、送迎サービス『べんり君』をスタートさせた。

送迎だけでなく、身寄りのないお年寄りや体の不自由な人達の買い物や、自宅の電球の取り替えなどもしている。

友の会は、第三者機関としてのチェック機能も持っているので、病院の運営や経営はガラス張り。利用者の立場で「患者が一番大切」と看護師や医師達に伝える役目を果たし、どんな患者でも優しく受け入れる病院を期待している。

こうして地域の支援に支えられながら『笑って死ねる病院』は日夜、患者の笑顔を目指している。

File.003

屋敷清子さんの最後の願い

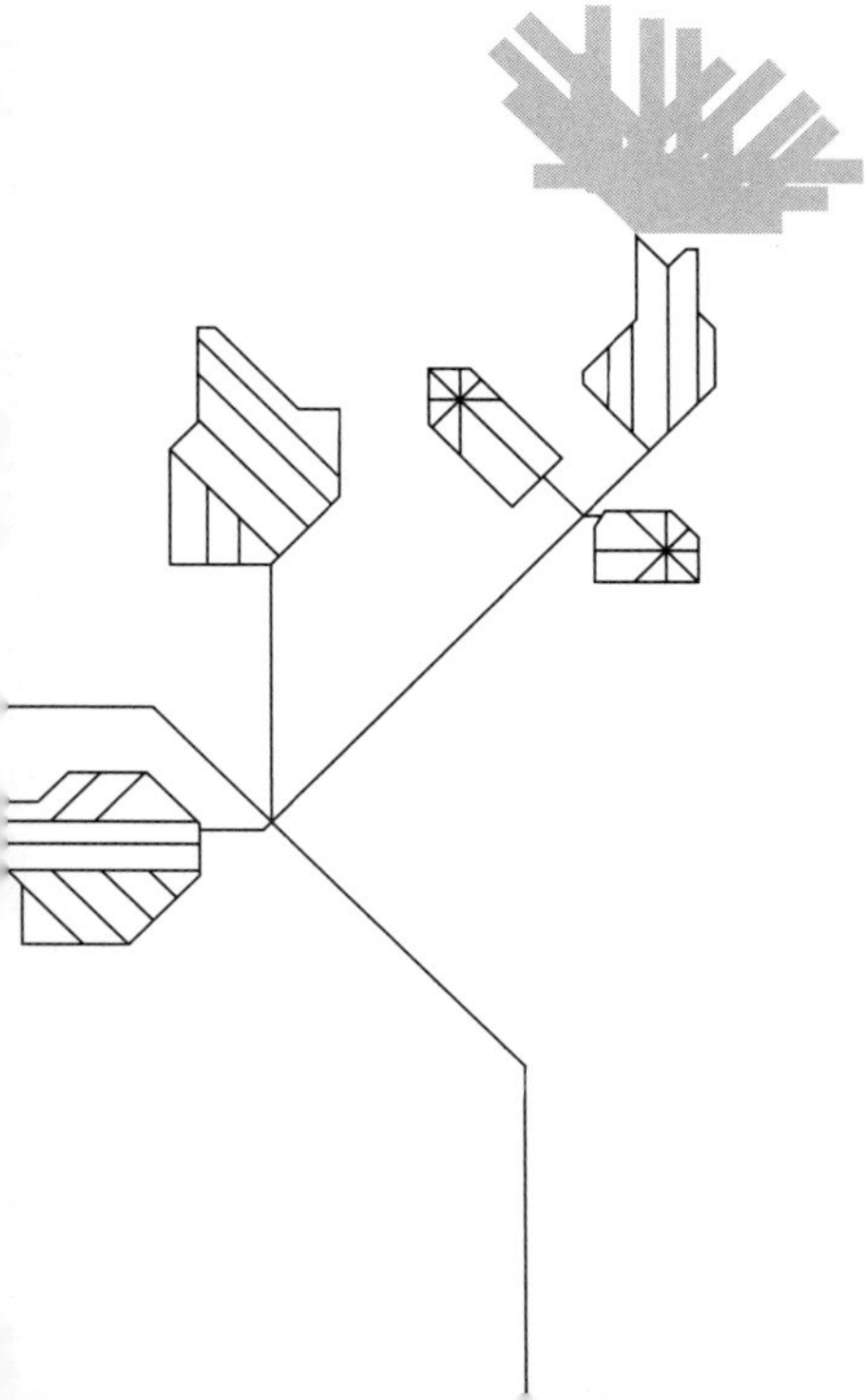

ゴミ屋敷で二千万円と暮らす老婆

お婆さんが看護師相手に「ギャーギャー」奇声を上げている。大声が階下の看護師室にまで届き、書類に目を通していた野村鈴恵看護部長は深くため息をつく。

「おばちゃん、またなんか言っとる」

「おばちゃん」とは、屋敷清子さん（享年九十三）のことで、野村看護部長はここに働く看護職員二百五十人を束ねる看護部長のこと。野村看護部長はおばちゃんがただ一人、心を許す人だった。二人の出会いは二〇〇六年十一月。大雨の日だった。この年、この辺りに住む一人暮らしの老人が、誰にも看取られずに二人も亡くなったが、うち一人はこの病院の通院患者だった。

「定期的に受診している患者さんなのに、気づけなかったとは」

その後、患者の孤独死に衝撃を受けた病院職員達は、定期的に一人暮らしの老人宅を訪問し、安否の確認をすることになった。この日の当番は、野村看護部長と後輩看護師のペア。初秋の冷たい雨の日だったが訪問を続けていた。

「こんにちは、お元気ですか？　何かあったら声をかけてくださいね」と一軒一軒、声をかけて歩いた。何軒目だっただろうか。世間から取り残されたような古く小さなトタン屋根の家の前で足を止めた。ここの住人が屋敷さんだった。かつて民生委員が訪問し、手を差し伸べようとしたが、屋敷さんは、「他人の世話になんか、ならん！」と追い返し〝屋敷のおばちゃん〟はこの辺りでは気難しい老人の代名詞になっていた。

近所の人が声をかけようと家に入ったとたん、スゴい形相で追い出されたこともあって、訪れる人もほとんどない家だった。知的で明るく、きちんとしていた屋敷さんが、この家でどんな暮らしをしているのだろう……。雨がトタン屋根を叩くバチンバチンという音を聞きながら、野村看護部長は三十年前の新人看護師時代を思い出していた。

「城北病院で屋敷さんを見かけたことがありました。身なりもきちんとしていて、シャキシャキしたおばちゃん」

インテリジェンス漂うキリッとした雰囲気で目立っていたという。

ところが、最近では「屋敷のおばちゃん、認知症が始まって、大変なことになっている」という噂を耳にしていた。野村看護部長はつとめて明るい声を出した。

「こんにちは！」「留守？」「こんな雨の日は外へ出ないよね！」

大きく叫んでも、トタンに響く強い雨音が邪魔をするのか、反応がない。

「今度にしようか？」とも思ったが、湿気を含んだ引き戸に手をかけてみた。カギはかかっていないようでガタンガタンときしみ、数センチ開いた。が、それ以上はどうにも動かない。片手ではダメだと判断して、連れの看護師に傘を渡して、両手で強引に引っ張ると、ようやく開いた。その瞬間、尿の臭い。

玄関の二畳ほどの土間は、流し台とコンロがあって台所兼用。その先は二畳と六畳の和室。だが、こうした間取りを知ったのは後日のこと。室内はうず高く積まれた段ボールや衣装ケースが邪魔をして暗く、足の踏み場もない、まるでゴミ屋敷だった。

「こんにちは。屋敷さんおるんやろ？」

もう一度、大きな声で挨拶し、耳を澄ますと、人の気配がした。今にも崩れ落ちそうな段ボールの奥から、ガサガサと床を這う音がして、お婆さんの悲鳴が返ってきた。

「助けて、助けて……」「ええ？　どうしたの⁉」

驚いてのぞき込むと、腰を曲げ、前のめりになった屋敷さんが、ゆっくりと土間まで這って出てきた。ボサボサの白髪、紺色のスカートは汚れてシワだらけ。長い間、入浴もしていないようで、強烈な体臭に、汚物の臭いも漂う。尿意を感じても体が思うように動かず、トイレへ行く前に出てしまうらしく、部屋の中には排泄した跡を隠すかのようにダンボールや新聞紙が積み重なっていた。

「もう二週間、誰とも会っていない。このままここで死ぬと思った……」

薄暗い室内で汚物にまみれた屋敷さんに、数十年前の面影はまったくなかった。白内障を患い、視力もほとんどない人を、このまま放っておくわけにはいかない。受診が必要だと思ったが連れ出せそうにない大雨。そこは今まで多くの患者を見てきた野村看護部長、さすがに腹が座っている。「食べ物さえあれば今すぐ死ぬことはない」と近くのコンビニへ走った。パンを渡し「明日、車いすを持って迎えに来るから」と翌日の受診を約束した。

翌日の救急外来で医者が「少し入院をして……」と話したとたんに大事になった。

「入院できない！」「なぜ？」「玄関のカギが壊れているから」「でも、体を治さなくては」

「いや！」

屋敷さんは叫び声で駄々をこね始め、入院は嫌だと頑として譲らない。根気よく理由を聞くと、室内に隠し持っている多額の現金、銀行や郵便局の証書が盗まれることを怖れているのだった。救いの手を差し伸べる近所の人を寄せつけなかった理由は、財産を守るためだったのだ。人が信じられないのだから慎重に対応しなければならない。時間をかけて説得を続ける。

「お金がキチンとなればいいんだね」「まぁ……」「後でお金が足りないと言われたら私達も困るわ。ならそのお金を持って入院すればいいじゃない」

再び家に戻って、屋敷さんが納得いくようにお金の問題を片付けることになった。このゴミ屋敷に本当に大金があるだろうか？　信じられないと半信半疑だったが、もしあったとして、「もっとあったはず」と後で騒がれたら大変だと、証人になってくれる人を呼んで立ち会ってもらった。

「立会人を呼んだのは正解でした。屋敷さんの言う通り、積まれた段ボールを降ろして、一番下の段ボールを開けてみると、せんべいの缶が入っていました。その中には百万円の札束が紐で何重にも縛ってあったんです。そのほかにも郵便貯金や銀行の通帳や証書が、印鑑と一緒に隠されていました」

ざっと二千万円。屋敷さんはとりあえず大金と一緒に入院した。

病棟一気難しい患者

屋敷さんは大正二年八月三日、能登半島の日本海に面した漁村・輪島市門前町で生まれた。「女性の最終学歴は尋常《じんじょう》小学校」という時代に珍しく、女学校を卒業した屋敷さんは卒業後、庶民の憧れの職場でもあったホテルや進駐軍で働いたこともあった。世の中が落ち着き始めた戦後は建設会社に就職。事務員として定年まで働いた。キャリアウーマンだった彼女は、田舎独特のしきたりや煩雑なつきあいに縛られるよりは、都会暮らしのほうが水に合うと、退職後は借家で一人暮らしを始めた。退職金はすべて貯金、毎日の生活も贅沢をせず二千万円ものお金を貯めたのだ。

屋敷さんは社会との関係を断った生き方をしてきたわけではなかった。幸せな時期もあった。それが隣家の松山さん宅とのつきあい。

新所帯の松山さんは下の子が生まれたばかりで、屋敷さんがおんぶして寝かせたり、膝に乗せて遊ばせたり、愛情たっぷりにかわいがり、本当に助かると松山さんは喜んだ。子供も、屋敷さんを見ると手を伸ばして甘えた。母親のように尽くしてくれる屋敷さんの好意が有難くて、風呂を沸かせば、入るように誘い、夕食も一緒に食べて、家族のようだった。屋敷さんは松山さんの役に立ちたいといろいろ気遣いし、得意な洋裁を活かして子供の洋服も何枚も縫って着せてくれた。

「屋敷さんは松山さんの奥さんのお母さん」

近所の人がそう思い込むほど松山さん家族と親しくしていた頃が、屋敷さんの人生で一番充実していたに違いない。しかし夢見るような生活は長く続かなかった。子供達が成長し、屋敷さんの手助けがいらなくなり、追い討ちをかけるように認知症を患った松山さんの母親を松山さんが引き取り同居し始めた。いくら親しくつきあっていてもしょせんは他人。出入りを遠慮し、夕食も一人で自分の家で食べるようになった。

愛らしい子供達との暮らしは終わりを告げ、話し相手のない一人に戻った。ギャップは大きく、気を紛らせたいと老人ホームのデイサービスにも行ってはみたが、一、二度参加しただけで、すぐに足が遠のいた。

「お風呂に便が落ちていたことを、屋敷さんのせいにされたそうなんです。本人は否定しているので真相はわかりませんが、疑われたことが相当ショックでプライドが傷つき、行かなくなってしまったんです」。その件以来、数年間にわたって心の扉を閉ざしたのだが、あの雨の日、頑なな扉を野村看護部長がこじ開けたのだった。

「私が屋敷さんに信じてもらえた理由は3つあると思うんです。ひとつ目は私の声が大きいこと。雨の日に訪問した時、『声でしっかりしている人やとわかった』と話してくれたんです。ふたつ目は、病院に行くとすぐにお風呂を用意してくれ、看護師の介助で入浴できたこと。すごく気持ち良かったそうです。3つ目は屋敷さん自身、傾いて難儀だった玄関の鍵をかけることができたことでした」

病院の検査では、白内障、体内のタンパク質が不足する低タンパク血症、慢性腎不全で利尿作用の低下、低栄養状態、心不全の傾向があると診断されたが、重篤なものでなく、薬を飲めばコントロールできる状態だった。家族と同居していれば外来で十分だったが、屋敷さんを一人にするわけにはいかなかった。

入院と同時に、屋敷さんは貯金の管理をすべて野村看護部長に託し、一般病棟を経て、医療療養病棟に入った。入院した療養病棟は一般病棟と違って医療区分ごとに診療報酬が決められ、月の自己負担は屋敷さんの場合五万四千五百円（二〇〇六年七月一日時）。入院費の支払いも野村看護部長に託していた。そのように野村さんを頼りながら、一方、病棟では気難しい患者と化した屋敷さんは病院では有名人になっていた。一人暮らしで鬱積したイライラや不満を、看護師にぶつけ続けた。

「食事の時間に『飯はまずい』と愚痴るのは、まだまだ序の口。男性の介護士がオムツ替えをすると、被害妄想で『変なことする！』と怒鳴るんです。看護師が屋敷さんとの会話をほどほどにして病室を出るとまた腹を立てる。ちょっとでも気に入らないことがあると、『わーっ！』『ぎゃー！』と昼夜問わず、奇声を発していました」

屋敷さんのどなり声は上下階のフロアにまで響いていたが、同室の患者はみな高齢で、認知症の人や耳が遠い人が多く、クレームが出なかったのがせめてもの救いだった。

こうした屋敷さんのとっぴな行動は、寂しさや怒り、不安からではないか？ と気づいた看護師達はカンファレンスを重ね、ほかの患者と過ごす時間を作ったり、話しかけを多くしたりして、不安を取り除く看護を心がけた。管理職の野村看護部長は患者の担当を持たないが、屋敷さんだけは特別。屋敷さんも、ほかの看護師の言うことには耳を貸さなくても、野村看護部長の言うことだけは聞いて、お金の管理もすべて頼んだ。医師が病状説明をする時も、「野村さんに来てもらって」と同席を望んだ。

「看護師を大声で非難する屋敷さんを、私が出かけていき、なだめるということが日々、くりかえされていました。騒げば私が病室に来ると思っていたんでしょうね。悲鳴、奇声、怒声は、私を呼ぶための常套手段になっていました」

ヒステリーの原因のひとつは白内障にあった。うっすらとしか見えない失明寸前の状態で、白内障の治療を強く希望していたが、すでに視力回復が望める段階を過ぎていたため、眼科医に「手術できない」と言われ、腹を立てていた。

「どうすることもできん、と言われたんや！　あのヤブ医者め！」

愚痴をくりかえしていた。怒りは暴言だけに留まらず、棒を持って病室の衣装ケースが壊れるまで叩くなどやんちゃな子供のようだった。

野村看護部長は、時には気分転換になると車いすで屋敷さんを散歩に連れ出した。一階の中庭に面した廊下のテーブル席が、二人の特等席だった。庭には小さな庭石が配され、木も植わっていて、入院患者にはゆったりして心和む空間だ。二人は、売店で買ったお菓子をテーブルの上に広げ、お茶を飲みながら、とりとめもないことを話し合った。病室とは違う解放感に加えて、野村看護部長を独占できると、屋敷さんは嬉しくて自然と饒舌になる。

「あんた、私の娘みたいなもんや」

「娘に見えるかもね、ハハハ。屋敷さんはこの先長くないさかいに、お手伝いするね」

冗談っぽく野村看護部長が答えると、にんまりしまんざらでもない表情を浮かべた。

家族代わりになることでの精神的な支え

屋敷さんは通院し薬を飲むだけで体調を維持できるまでに回復したが、一人暮らしに戻ることに不安があるため、「病院にいるよりも外に出て多くの人と接したほうがいいと思う」と入院四ヶ月後、老人ホームへの入居を野村看護部長が勧めた。屋敷さんは「あんたのいいようにしてくれ」と了承し、二月に新規オープンする市内の有料老人ホームへの入居が決まった。家に残る山のような荷物を整理できるのは野村看護部長しかいないので、ゴミにも似た大量の荷物と格闘することになった。ここまでくれば本当に親子のようだ。ケチを通してきた屋敷さんが「あんたが見て、欲しいものは持っていって」と言う。もちろん欲しいものなどないが、片付けていると昔の屋敷さんの生活ぶりがうかがえる衣類が出てきた。

「キレイな洋服もたくさん出てきました。高価なウールのセーターや、働いていた頃に着ていた開襟シャツなど、どれも丁寧に畳んでしまってありました。あんなに汚いカッコをしないで自分で着ればいいのにと思いましたよ。とにかく物を大切にする人ですね。裏が白いスーパーのチラシは同じ大きさに切って、メモ帳用にまとめて缶の中にしまってあるんです。菓子パンの入ったビニール袋もキレイに折り畳んで重ねてありました」

屋敷さんが老人ホームへ入居してからも、野村看護部長は夫に運転してもらい休日を利用して月二回は面会に訪れた。

「私に千円とか一万円を預けて、買い物を頼んでいました。リクエストで多かったのは、コンビニのウエハースパンとピーナッツパン。一個六十円ですが、二個買うと百二十円。家にいた時から好物だったようです。質素に暮らしていたので、あんなにお金を貯めることができたんでしょうね」

老人ホームに入居した屋敷さんの担当は主任ヘルパー。目が不自由な屋敷さんのためにスカートを縫ったりして親身に介護を行うのだが、そうした好意も屋敷さんには伝わりにくく心を許せる人は野村看護部長だけ。たまに面会が遅れると、疑心暗鬼になり癇《かん》癪《しゃく》を起こした。「あんたも見放すんや」そう言い放ち、にらみつけたこともあった。やり場のない孤独と不満、鬱《うっ》憤《ぷん》を野村看護部長にぶつける屋敷さん。時には老人ホームから「貯金のことで話したいから」と伝言が届く。お金の管理を任されている野村看護部長は「いったいなんだろう」と出かける。

「今思えば、それはあの人の口実で、本当は私に会いたかったんじゃないのかな。寂しかったんですよ。ある時なんか、『あんた！　私をこんなところに入れて、あんたは自分の旦那や子供と仲良しこよしで楽しい思いしとるんやろ！』と言いました。それ聞いた時思ったんです。屋敷さんは自分の寂しい気持ちを伝えるため、私の生活をやっかんでいる。屋敷さんなりの表現方法なんやなと」

私は「主人も子供もいてそりゃ楽しいよ」とも言いました。

「『自分一人の生活を選んだのは屋敷さんやろ。別に私のせいじゃない。そんなこと言わないで、寂しいなら寂しいと素直に言ったらいいじゃない』って、そう言うと黙っている。そんなやりとりをして『また来るからね』と言うと、最後は素直に『うん』と言っていました」

終の棲家になるはずの老人ホームだったが、やはりここでも例の奇声を出して、ほかの入居者に迷惑をかけることから、入居後たった一ヶ月で出ることになった。出ても一人暮らしは無理、野村看護部長は次の入居先を探そうと心を砕くが、屋敷さんが欲しかったのは立派なホームでもおいしい食事でもなく、心許せる人とのつながりだった。たとえ近所と疎遠でも三十年間、住み慣れた地域がよく、松山さんも、大家さんも、そして、野村看護部長がいる京町がよかった。

結局、「月十万円以上かかる老人ホームより、毎月五万四千円で収まる城北病院のほうがいい」と、再び病院の介護療養病棟に舞い戻ったが、もちろんそれは建て前。寂しいから心温まる人達の近くにいたい、というのが本音だった。だが、再入院後も屋敷さんの暴れぶりはまったく変わらない。

「人を馬鹿にして！　あんたも私を裏切るんか！」野村看護部長が出張で一週間留守にしていただけで、怒鳴り散らし、顔を見せても挨拶より先に文句が始まる。

「老人ホームでは『まぜご飯がおいしい』『オムライスはおいしい』と話していた屋敷さんも、ここに来ると『ここの飯はまずい』と不機嫌に言いました」

また、極端に倹約家の屋敷さんの節約ぶりには、看護師達もほとほと困っていた。おしめ代わりに布切れや使い古しのタオルを使っていたのだが、最初は自分で洗っていたものの、そのうち洗わずに、ただ干すだけになっていた。そんな屋敷さんに、駄々をこねる子供をあやすように応対し、日用品の買い物をするのはやはり野村看護部長の役目。新しい服を買うよう勧めても、「もったいない」の一言で片付けられてしまうため、野村看護部長は新しい洋服を買ってきてタグを取り、「うちのばあちゃんが残していったものや」と言って着せていた。家族がいない屋敷さんの身の回りの世話役は、野村看護部長になっていた。そのうち、時の経過で屋敷さんの行動パターンが把握でき、屋敷さんの奇声は、精神疾患から来る症状ではないか？　と看護師が気づいた。精神科の医師の診察を受けると、精神障害のひとつと診断が下り、処方した薬の服用をし始めるとようやく情緒が安定した。

自分の墓を建てたい

いつものように中庭を眺めながら、野村看護部長とお茶を飲んでいる時、ふと屋敷さんが言った。

「海の見えるところ、畑の見えるところに住まわせてほしい……」

文句を言い続けてきた屋敷さんが真顔になって言った。死ぬ前に、日本海が見渡せる生まれ故郷のようなところに帰りたいようだった。

「屋敷さん、ほんなら、田んぼや海の見えるところに土地を買って、家を建てて住めばいい。お金持っているんやから、誰か雇うなりして生活すればいい」

「私、お金の使い方わからん」

「自分のために使えばいいじゃない」

「そんな、やり方もわからんし、今さら知らない人を雇おうとも思わん。贅沢するつもりもない」と打ち明けた。数十年の倹約生活が染みつき、お金を使うことに強い抵抗がある。

「なんでそんなにお金貯めるん？　万一死んだらそのお金どうするの？」

「自分の墓を建てようと思っとるんや」

「そうなの？　自分が入る墓を建てようと思って、お金を貯めていたんだ？」

ようやく納得した。屋敷さんの思いを実現することができるだろうか。屋敷さんの墓を建て、亡き後には、墓を守ってくれる親類を調べるのも看護師。入院時に、屋敷さんから親類の氏名を聞いていたので、電話帳を頼りに探した金沢市郊外に住む屋敷潤二さんと連絡を取ってみた。潤二さんとは、屋敷さんの弟の孫のことだが、屋敷さんとは十数年前から音信不通になっていた。しかし、「おばちゃんのことは、母から聞いています。気にしてやってと言われてました」とのこと。その潤二さんは電話口で意外なことを口にした。

「何言っているんや、おばちゃんに建ててもらった屋敷家の墓が七浦《しつら》（現在の輪島市門前町）にあるじゃないか。うちの両親もそこに眠っている」

潤二さんは、輪島市の皆月湾《みなづきわん》を見下ろす高台に、十数年前に屋敷さんがお金を出して建てたキレイな墓があると言う。もし真実とすれば、屋敷さんは自分が建てた墓の存在を忘れていたことになる。

「実際に見ないと信用できない。その墓を見に行きたい」

今度は「墓を見たい、墓を見たい」としつこくくりかえすようになった。墓を見せないことには屋敷さんの気持ちは落ち着かない。恐らくほかの病院では「患者のワガママを叶えることなんてできない」で終わってしまうが、ここは違った。

「屋敷さんは終末期というわけではありませんでしたが、でも高齢による慢性腎不全があり、いつ老衰で亡くなってもおかしくない状態でした。聞き流すなんてことは私達の選択にまったくなくて、墓参りをすれば心が落ち着いて奇声がなくなると思ったんです。恐らく屋敷さんは、死後の自分がどうなるかという不安もあり、人恋しさもあったと思います。私達は患者さんの不安を解消し笑顔になってもらいたい。私だけじゃなく、ここの看護師はみんな願っています。これも看護や。ハハハ！」豪快な野村看護部長は、いつになく真剣な表情で話し、最後は照れ隠しのためか大きく笑った。

車での移動、長い坂道、悪路、足場の悪い墓地、直射日光……。体が弱った屋敷さんの輪島行きが困難だということは誰の目にも明らかだった。しかも遠距離のため一日がかりの〝お出かけ〟になる。何度も勤務時間終了後に作戦会議が開かれた。市内の患者宅に一時帰宅するいつもの〝お出かけ〟と違って体の弱った九十二歳の屋敷さんを寝たまま運ぶために、病院の救急車を使い、看護師、社会福祉士、介護福祉士など合わせて六人のチームを組んだ。恐らく患者の個人的な外出に救急車を出す病院はないだろう。

野村看護部長は言う。

「他院なら利益を最優先するでしょうが、ここは地域のみなさんが作り上げた病院だから、患者さんの要望に最大限、応えることを第一に考えます。儲からないことでもやるんです。救急車を出すことで文句を言う人はいません」

金沢市から輪島市門前町までは片道百二十キロ。その間、片道千百八十円の能登有料道路を通る。ガソリン代や業務で出動した場合の人件費等も含めれば、十数万円の経費になるが、そんな計算はしない。

墓を見たいと言ってから、実行するまで一ヶ月ほどの時間を要したのは、付き添う人数も多く一日がかりの遠出になるためだ。「本当に連れていくのか？」と不信感を抱いていた屋敷さんに、野村看護部長が「行けるよ」と伝えると珍しく笑顔を見せた。七月五日、お出かけチームは午前九時、屋敷さんの病室に集まった。紺の柄物のシャツに、紺色のサマースカートという上品な服装をまとう屋敷さん。タンスの中から野村看護部長が選んだ、よそ行きファッションだった。もちろん、数珠も忘れなかった。

「今から墓参りに行こう」「うん、わかった」

「能登の奥だから時間かかるよ」「わかっている」

あれだけしつこく墓を見たいと熱望していたわりには、少しも楽しそうではない。いや楽しそうに見せないのかもしれない。わかりにくい屋敷さんの心理状態。

「屋敷さん、良かったね」

野村看護部長は、屋敷さんの横に座り、まるで老いた母親をいたわる娘のようだった。潤二さんの車を先導にして出発した。市街を出ると、海岸線沿いに並行して走る能登有料道路をひたすら北上。左手に広がる日本海が、太陽の光を反射してキラキラと輝いている。一時間ほどで能登有料道路の終点を過ぎると、今度は曲がりくねった山道が続く。カーブの連続。屋敷さんは、いつものように文句を言いたそうに眉間にシワを寄せて乗っている。山道の先に海が輝いて広がった。

「屋敷さん、海が見えるよ。こんなところが能登にもあったんや。もうすぐや」

「わかっとる」

興奮する野村看護部長にまた憮然《ぶぜん》と答える。出発して二時間三十分後、古い民家がポツポツと並ぶ湾岸沿いの集落に到着した。眼前には青い海と青い空が広がり、うっそうと生い茂る小高い丘。太陽の光が気持ち良く、みんなは立ち止まった。潮風が頬を撫で、波の音や小鳥のさえずりが耳に心地良い。屋敷さんにとって数十年ぶりの帰郷である。

「こんなに素敵な故郷……ここで育ったんだ」と野村看護部長は思った。

墓は皆月湾を見下ろす丘の上だが車では行けない。ここから先八百メートルほどの道のりを歩いていくことになり、屋敷さんを車いすに移した。

「ちょっと待って。墓を見るのに草を刈るから」

潤二さんは空き家になっている実家から、草刈り鎌を持ってきた。一行は海に背を向けて、太陽で熱くなった坂を上っていった。首筋を太陽が容赦なく照らし、汗が吹き出てくる。途中で、職員が屋敷さんに日傘を差した。

集落から三十分ほどかけて丘を上ったあたりで、ようやく潤二さんが足を止めた。

「すぐそこや」「ええ？　潤二さん、どこ？」

鎌で雑草を刈り取りながら、人が通れるように道を作り、道ができると職員二人が屋敷さんを車いすごと抱えて進む。すると草むらに囲まれた一帯に十基ほどの墓があった。

屋敷家の墓は、海を右側に眺める位置で建っていた。その年の三月二十五日に起きた能登半島地震で、多くの墓は傾いたり欠けたりしていたが、屋敷家の墓は立派な御影石《みかげいし》でしっかりと建っていた。

「おばちゃんが建ててくれた墓はここや。俺の両親も入っている。おばちゃんもここに入れるよ」

寂しそうな表情で墓のほうを眺めていた屋敷さん。

墓を触りもしないし、どんな墓なのか聞こうともしない。あんなに大騒ぎしてこだわった墓なのに、とみんな首を傾げた。潤二さんが花を添え、線香を立てると、屋敷さんは神妙な顔つきになって、手を合わせた。

「良かったね、良かったね」「うん」

野村看護部長の問いかけに、屋敷さんはようやく答えた。

ここが、生まれ育ったふるさと。同行した人達は屋敷さんが、「海の見えるところ、畑の見えるところに住まわせてほしい」という気持ちがわかるような気がした。故郷を一望する場所に立ち、死後の不安も消えたのか、病院に戻ってからの屋敷さんは、奇声もやみ、人が変わったように穏やかになった。

「病院での診察や点滴だけが看護じゃないんです。患者さんの心を癒すことも看護なんですよね」野村看護部長は、今更ながらに看護の心を屋敷さんから学んだ。

「あんたに喪主になってほしい」「あんたは私の娘みたいや」「なんでや」

病院の中庭でおやつを食べながら話す二人。端から見たらコントを聞いているようで、死期が迫る人との会話とは思えない。

「あんたが私の葬式を出してほしい」

「喪主・野村鈴恵？　それやったら、本当の娘みたいになるがいね。ハハハハ」

その返事を聞いた屋敷さんは満面の笑みになった。屋敷さんの葬儀の喪主は当然、親戚の潤二さんが引き受けると話しているし、自分が喪主になる気はないが、そう答えた。

「人恋しかったんだと思う。人って元気な時はそんなこと思わないのに、病気になり具合悪くなると、不安が募るもの。生前、私の母も話していたんです。『今のすーちゃん（鈴恵ちゃん）には、わからんかもしれんけど、八十歳過ぎたらいつ死ぬか、とても不安やぞ』って。誰かに寄り添って生きていれば、安心して死ねるかもしれんなあ、というのがわかりました」

二〇〇八年二月二十三日の早朝三時、屋敷さんは肺炎を併発し亡くなった。野村看護部長と潤二さんの二人で看取ったが、安らかな死であった。

野村看護師は遺族を看取る娘の立場から、死後処置とエンゼルメイク（死化粧）を施した。故人の顔がキレイだったら、残された人の気持ちも癒される。メイクで遺族の気持ちを鎮めてあげたい。故人にどんなメイクが似合うのかわかるのは、専門の葬儀屋ではなく、身近に接してきた看護師だと言う。

「長い間、一人で生きてこられたのでご苦労様です、という思いを込めてメイクしました。いつもしかめっ面だったのに眉間のシワも取れて穏やかなお顔でした」

晩年、一人で頑なに生きてきた屋敷さんだったが、実は一人ではなかった。葬儀所で行われた通夜には、近所の人達が三十人ほども弔問に訪れた。特に松山さん夫婦は自分の親を見送るように、夜通しローソクの番をして付き添った。もう少し地域に溶け込もうとしていれば、周りも手を差し伸べることができたはずだった。

「あの雨の日、長屋を訪ねなければ屋敷さんは孤独死していたかもしれません。入院後もついつい世話をしたのは、私が最初に関わってしまったから。あの日、もし別の看護師だったら、私はここまで深入りせず、普通の患者さんと看護師という立場で終わっていたはず。あのまま見捨てるわけにもいかなかったし、母親みたいな感じだったしね。ここには共感する仲間がいるからできるので、ほかの病院ではなかなかできないでしょうね」

屋敷さんは、最後まで「ありがとう」とは言わなかった。だが心の中では「娘になってくれてありがとう」ときっと、言っていただろう。

File.004

松村和夫さんの最後の願い

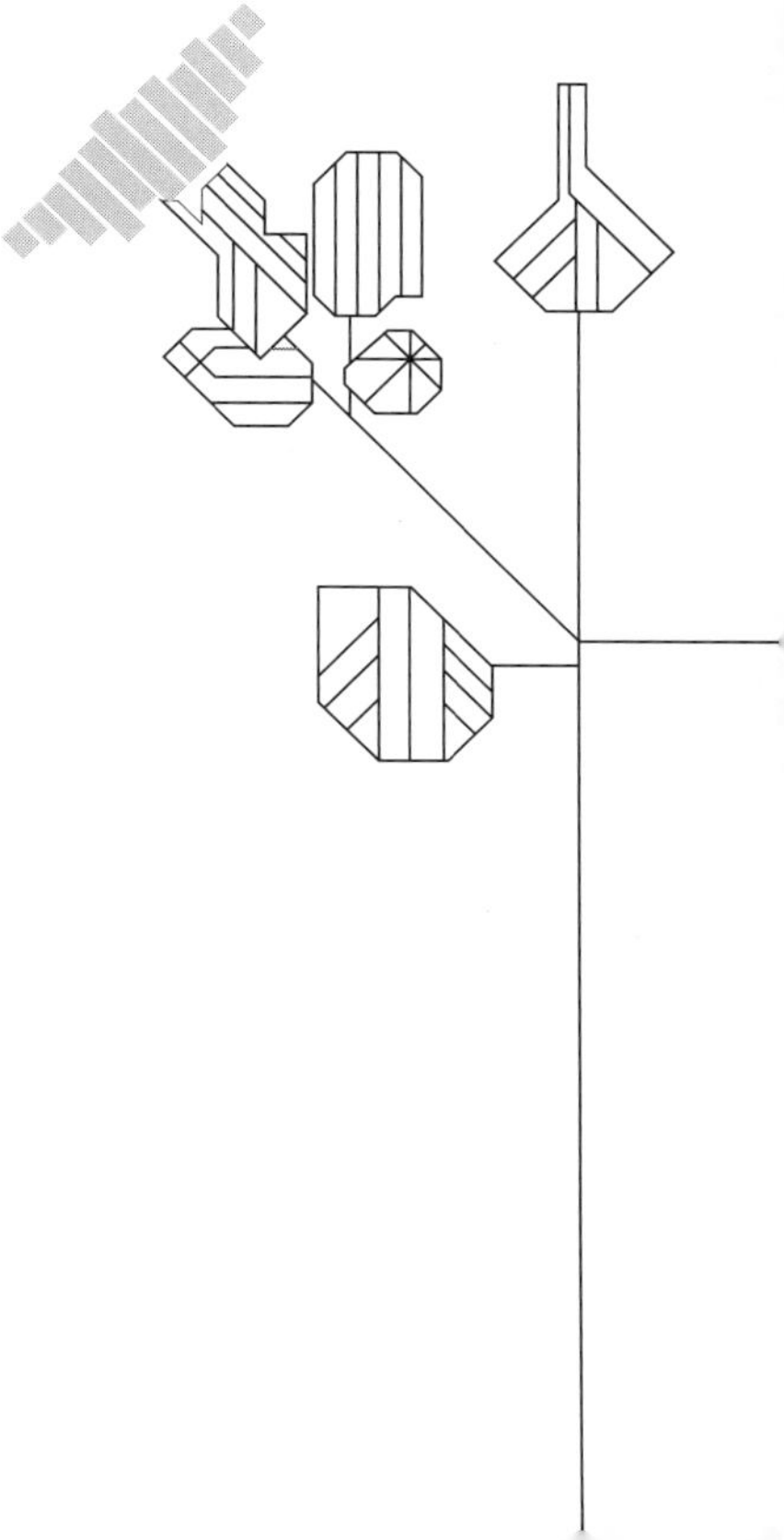

自宅のように居心地のよい病室

長期入院をしている松村さんの病室をのぞくと、そこは茶の間のようだった……。病室の床に敷かれたゴザ、家から持ってきたちゃぶ台に使い古した座いす。肺気腫を患い、長期入院していた松村和夫さん（享年八十一）は、長年座り慣れた座いすに腰かけ、テレビを見てくつろいでいる。妻のミツエさんが、急須でお茶を入れ、ミカンの皮をむいて療養中の夫に食べさせる。松村さんはまるで自宅にいるように「お茶がぬるい」と邪険に妻に言い、亭主関白ぶりを発揮している。

そこへ点滴をするために看護師がやってきた。妻のミツエさんは金沢弁で「ご苦労様、どうぞ上がりまっし」と自宅にいるように迎える。「お邪魔します」と靴を脱いで病室に入る看護師。出された座布団に座り世間話をしながら点滴を始める。

肺気腫のため日常的に呼吸困難で苦しんでいる松村さんは「ベッドでは眠りにくくて、下に寝たい」と訴えた。それならと看護師達は床にゴザを敷き、マットを置いて寝てもらうことにしたのだ。床の上に寝ることで看護師はトイレ介助もしゃがんですることになり、足腰に負担もかかるが労力は惜しまない。

「家に近い環境のほうが患者さんも落ち着くだろうと思うんです」

看護師達は最後になった患者との会話の中から願いを聞き出し、できることなら自宅にいるような感覚で入院生活を送ってほしいとあれこれ考える。患者の苦しみが少しでもやわらぐのであれば、「茶の間のような病室にすることもある意味、治療行為」。医師や看護師達は、手術や薬だけが医療とは思っていないのだ。

照れ屋で妻にはぶっきらぼうな松村さんだが、近所の顔なじみのように接してくる看護師達には、妻には見せない笑顔を見せる。茶の間化した病室での看護師との会話は、もっぱら自宅の庭自慢。子供のいない松村さんにとっての生き甲斐は、趣味の園芸だった。病気療養のため、空気がキレイな郊外の山手に家を建てた松村さん。花や樹木好きが高じて庭も自分でこしらえた。

「庭にワシが出ると山の鳥が飛んできて、話しかけるようにキレイな鳴き声を聞かせてくれる。こいつ（奥さん）がいる時は、鳥がひとつも寄ってこん。鳥も人を見とるんや」

毒づく松村さん。妻を悪く言う松村さんなりの愛情表現に、看護師達はいつも苦笑い。

肺気腫で苦しみながら働いてきた松村さん

肺気腫とは、肺が極度に広がり、息を深く吸い込んだままになっている状態。そのため、ガス交換がうまくできず、常に酸素不足の状態で、わずかな運動でも呼吸困難が起こり、咳、痰が出て息をするのがツラい病気である。この病はエレベーター設置会社に勤務していた頃に発病した。元々体は丈夫なほうではなく、四十代で何度か肺炎も患っている。

会社では数少ないエレベーター設置の資格を持っている松村さんには仕事が次々と舞い込み、東京、九州と全国を飛び回った。だが粉塵や埃が飛び交う過酷な現場仕事。マスクを着けてする作業が徐々に苦しくなり、咳の発作をたびたび起こすようになったが、引き受けた仕事は最後までやり遂げたいと、携帯用の酸素ボンベを、現場に持ち込んで働いたこともあった。

実直な仕事ぶりで、会社からは定年後も働いてほしいと言われ、松村さん自身も続けたいと思っていたが、さすがに体力に限界を感じ、断るしかなかった。六十歳を迎える頃には、酸素ボンベなしの生活は不可能になっていたからだ。

当時、松村さんは家に、空気から酸素を濃縮する電動の酸素濃縮器を備えていた。慢性の呼吸器系疾患の患者が在宅酸素療法として使う医療機器である。小型ストーブほどの大きさの酸素濃縮器からチューブを通して酸素を吸引するのだが、二十四時間外すことができないほど肺が悪化していたので、家での松村さんの行動範囲は酸素チューブの長さ分になっていた。

そんな状態でありながら、退職後の松村さんは趣味の庭造りに励んだ。三十平方メートルほどの広い庭が自慢で、もはや趣味の域を越えていた。真南に面した芝生の鮮やかな緑に、ピンクやオレンジのジニア（百日草）や、白いハマユウがアクセントをつけ、甘い香りを漂わせている。機械工の経験を活かして、酸素濃縮器のチューブを何本も器用に連結し、数メートルに延長、寝室の酸素濃縮器から、にょろにょろと伸びたゴムチューブは、庭へと続き、大好きな庭いじりをする松村さんに酸素を送り込んだ。凝り性の松村さんは奥さんもあきれるほど、庭造りに熱中した。

「携帯用の酸素ボンベを持って自宅から車で一時間もかかる、白山麓の手取川に枯山水《かれさんすい》用の小石集めに出かけるんです。河原に降りて小石をバケツに拾い集めては何度も運び、庭に敷き詰めたんです。家の近くに金沢の観光名所・浅野川があるのに手取川の石でないとならんと、酸素ボンベを携えて……体に悪いからと引き留めても、まったく言うことを聞かない。うちの人は言い出したら聞かないんです」

ホームセンターで買ってきた灯籠や、自分の気に入ったものを山で選んで集めた花や樹木。松村さんの一番の安らぎは、座いすに腰かけ寝室の窓から、苦心した自作の庭を眺めること。羽を休めに来る小鳥達を見て日がな一日楽しんでいた。

だが、そんな安らぎある生活も終わりを迎える。年を重ねるごとに病状が悪化。一年に七回も呼吸困難のため救急車で運ばれ、入退院をくりかえした。ついには自宅療養をあきらめて、自宅に近い城北病院に入院することになった。

入院3年間、個室料は〇円

松村さんの主治医・中内義幸医師が病状について説明する。

「松村さんは肺気腫だけではなくて、セーバー・シース・トラケア・シンドロームという、強く息を吐こうとすると気管がへこんで狭くなり呼吸が困難になる病気にもかかっていました。この病気もあるから、余計に呼吸困難発作がくりかえし起こり、特別しんどいほうでした」

松村さんは当初、急性期病棟の四人部屋にいたが、呼吸困難は昼夜かかわらず突如襲ってくる。「ハーハー、ヒーヒー」と苦しい息。しんと静まり返った同じ病室の患者から「こっちまで息苦しくなって眠れない」とクレームが出て、中内医師の判断で個室に移ることになった。一般に個室は一日三千円から一万円が相場の「差額ベッド代（個室料など）」の支払いが必要になるため、入院が長期になると医療費のほかに差額ベッド代が本人や家族の心配の種となる。

しかし、城北病院では差額ベッド代を徴収していない。患者の病状によって病室を決めている。全国の病院の約半分が赤字経営の中で、収入源である差額ベッド代をなぜ請求しないのだろうか？

副院長の柳沢医師が差額ベッドについて自らの体験を話してくれた。

「医者も人間です。東京のある民間病院に一年間研修に行ったことがあるんですが、急病で運ばれた人が救急室から転室する時、大部屋か個室にするかを患者や家族に聞くのは、主治医の役目だったんです。お品書きを持ってお伺いをたてるようなもので、見るからに絶対払えないとわかる人には当然勧めない。お金を持っているか、持たないかを見ながら治療するというのは自分が嫌になる。かと思うと、一泊五万五千円の特別室があるんですけど、ある保険会社の元会長から電話がかかってきて、ちょっと風邪気味なので、二ヶ月押さえておいてくれと頼まれる。おかしいでしょ。風邪でですよ。しかもそういう特別室の人には毎朝、院長と総看護師長がご挨拶に行くんですよ。そういうのを見てしまうと勤務医もサラリーマンですから、いつの間にか、お金のあるなしで患者を診てしまうようになるんです。個室に入っている人には、ほかの患者さんより、ちょっと長く診察しなければいけないとか、言葉遣いを丁寧にしないと、とか思ってしまうんです。だってホテルで一泊四千五百円の素泊まりのお客さんと、一泊五万円のお客さんとでは、接客の対応もきっと違うでしょ」

自慢の庭を見に帰りたい

入院してから、三年が過ぎていた。

病室には、ちゃぶ台や座いす、茶の間のような生活用品はもうなかった。ベッドに寝たきりとなった松村さんの頬の肉はそげ落ち、手足は骨と皮だけになっていた。

妻のミツエさんが、おでこを撫でながら額が当たりそうなほど顔を近づけて大きな声で話しかける。

「寒くないがか？」二度くりかえすが反応がない。いつ亡くなってもおかしくない予断を許さない状態だった。

主治医の中内医師が松村夫婦に病状説明をする。

「良くないです。人工呼吸器を付けると延命はできますが、ずっと寝たままになります」

呼吸は人工呼吸器に頼り、栄養分はお腹にチューブを通して摂取する胃ろうにする。もはや医療器具でのみでつながれた命になってしまう。どんな状態になっても生きていてほしいと思うのも愛情であり、機械で延命せず早く楽になってほしいと思うのも愛情である。決断を迫られたミツエさんは悩んだすえ、答えを夫に聞くしかなかった。

「お父さんどうする？」

長年の呼吸の苦しみで、落ちくぼんだ目はうつろで宙をさまよっているかのよう。口を大きく開け返事もできないほど容態が悪かった。

その松村さんが自ら口を開いた。

「しなくていい！」

弱々しいかすれ声ではあったが、その表情から松村さんの強い意志を中内医師は感じ取った……。そう。呼吸器を付けて長らえるより、死を選んだのだった。ナースセンターに来た中内医師は、レントゲンやカルテを見ながら、できるだけ苦しまないようにとモルヒネなどを増やす処方を考えていた。呼吸の苦しみを和らげるのは、眠っているほうが楽だからだ。その時、看護師達から声が上がった。

「松村さん、おうちに帰りたいって言ってました」

「自慢のお庭で小鳥を眺めるのが好きなんです」

あの茶の間のような病室で、いつも楽しく松村さんとおしゃべりをしていた看護師達が、ボランティアでの〝お出かけ〟を志願したのだ。

「先生、おうちに帰してあげましょう」

容態が悪くいつ亡くなってもおかしくないほどで、外出中に急変することも十分考えられた。しかし、今しかないのも確かだった。超多忙の医師が患者の外出に付き添うことは滅多にないが、自らが同行することで松村さんを一時的に家に帰してあげようと中内医師は決めた。

「病気を治すことだけを目標にしていたら医者はツラいですよ。医療ができることに限界があるということは嫌というほどわかっています。ましてや高齢者が多ければ避けようがありません。最終的に患者が元気になって退院してもらうことが、医療従事者にとってゴールと考えてしまうと、必ず負けます。そうすると、どこに目的を置くかというと、やはり生きている間、患者さんの望みを実現できるよう、一緒にやっていくことです。ここはそういうスタンスを持った病院だから、働く人間もやりがいを感じ、目的意識を持ってやっていけるんです」

妻のミツエさんも、一時帰宅をおおいに喜んだ。

「もし何か起こっても、それは仕方がない。それも運命や。どうか、あの人の願いを叶えてやってください」

看護師達が次々に、松村さんの病室を訪れては話しかける。

「おうちに帰れることになったよ」「松村さんのお庭一度見たかったの、一緒に見ようね」

危険な状態だった松村さんに、信じられないことが起こった。中内医師は言う。

「行くと決めて二日間ですごく元気になったんです。薬や点滴をするだけでここまでにはならない。人間のエネルギーは気持ちから出てくるんだなと思いました。毎日、寝たきりで、ぼーっとしていた人が、ひとつ目標ができると生きる元気が湧くんです。すると食事も食べられるようになって、明らかに体調が良くなりました」

気持ちの持ちようとは、まさにこのこと。笑って過ごすことが大切であることを松村さんは教えてくれた。

「今なら行ける！」と、中内医師が忙しいスケジュールを割いて、出発の日を決めた。

藤牧看護師長が、リフト付きワゴン車や、酸素ボンベ、リクライニング機能がある車いすを手配し、当日の看護師達の勤務表とにらめっこして、一名の看護師と運転手を同行させる段取りをつけた。そのほかに、「私達も行きたい」と夜勤明けや、休みの看護師、医学生などのボランティア三名が志願した。

最後の帰宅

当日の天気は、松村さんの帰宅を祝福するかのような快晴だった。

迎えに来た奥さんは、シワが深く刻まれた松村さんのおでこを撫でながら顔を近づけて大きな声で話しかける。

「おうち帰れるの、嬉しい？　帰れるの、嬉しいがか？」

二度くりかえすが返事はない。やってきた看護師も話しかける。

「松村さん、今日はいい天気やし最高や。みんなでついていくよ。おうち教えてね」

すると松村さんはにっこりして「はい」と答えた。

看護師には笑顔の松村さんだが、奥さん相手では、やはり〝家に帰れる〟と子供のように喜ぶのは、照れくさいのかもしれない。

看護師が酸素ボンベを車いすの背もたれにセッティングし、ボンベからチューブを伝って松村さんの鼻に酸素を送り込む。メーターの数値を確認すると異常なし。理学療法士が点滴をしたままの松村さんを軽々と抱え車いすに移した。ずっと寝たきりだった松村さんが、車いすでの長時間の移動に耐えられるか誰もが心配だった。容態を確認するため、中内医師が話しかける。

「松村さん、大丈夫ですか？」「……」

返事が返ってこない。もしやと、周りにいたスタッフ達が、前かがみになって松村さんをじっと見つめる。しばらくして、松村さんが口を開いた。

「大丈夫や！」

その言葉を聞いたみんなから、どっと安堵の笑い声が出た。季節は肌寒い三月、藤牧看護師長は「私は勤務で行けなくて残念、代わりにこれ着ていってください」と自分が着ていた青いカーディガンを脱ぎ、松村さんの肩にそっとかけた。

総勢六名のお出かけ隊。勤務としては中内医師と新人の加藤看護師、運転手、そのほかは、ボランティアで休みや夜勤明けの看護師、医学生が同行することになった。

「申し訳ないですね。たくさんの人に来てもらって」

妻のミツエさんは、すまなさそうに何度も頭を下げていた。しかし、私服姿の看護師達は遠足にでも行くような気分で、お出かけを喜んだ。

「看護服を着て大勢自宅に押しかけると、近所の人達を驚かせるので、いつも私服で行くんです」

看護師達の思いはただひとつ。患者さんの喜ぶことをしたい、ただそれだけだった。

大きなリフトカーが病院の出入り口に待機していた。松村さんを車いすごとリフトでワゴン車に乗せる。酸素ボンベや医療器具も積み込んで準備は万全。

「こんなこと私らの力でできん」

奥さんは、目を丸くした。リフトカーに医師や看護師、奥さんも乗り込み、看護師がもう一台、マイカーを出して分乗し、松村さんの家に向けて出発した。

外は三月の凛と澄み渡った空気で、少し肌寒い。藤牧看護師長が着せてくれた青いカーディガンがほどよく松村さんの体を温める。

十分ほど走り市街を抜けると緑が多くなった。春は満開の桜が咲く浅野川の支流沿いの緩やかな坂を上ると、田園と雑木林が広がる、のどかな風景が車窓に映る。

裾野を切り開いて造成された住宅街に入ると、見知った風景が見えてきた、かつては愛犬を連れて散歩した川沿いの歩道、馴染みの床屋、郵便局、町内の家々。ベッド上で目も開けず、無気力な表情で過ごしていた松村さんが、顔をほころばせ外の景色をしっかりと眺めている。

後部席の中内医師や看護師が代わる代わる振り返り、松村さんの容態を確認する。

「病室では目が合うといつも私にニコッと笑ってくれるんですけど、こんなにずっと笑顔でいるのは今日だけかな……」と、看護師がつぶやいた。

自宅に到着。車からそっと降ろされた松村さんは、三年ぶりの我が家を仰ぎ見る。

肺気腫の療養を考えて、ここなら空気がキレイだと新築した我が家だった。鉢植えの青いデルフィニウムも迎えてくれた。

先に降りた奥さんがにこやかに「お帰りなさい」と弾んだ声をかける。人前では妻に笑顔を見せない松村さんだが、頬がちょっと緩んでいる。中内医師もホッとした様子だ。

車いすでスロープを上り、玄関に入ると看護師が「松村さん、おうちに帰ってきたよ」

と、点滴のパックを持ち上げながら話しかけた。松村さんの表情は一段と柔らかくなって「ああ、ああ」とにっこり答えた。

白いレースの暖簾をくぐって茶の間に入る。右側に台所があり、左側にはテーブルとテレビ。隅には掃除機が立てかけてあった。前日、奥さんが念入りに掃除をしたようだ。

中内医師が松村さんに寄り添い「(帰って来たの)久しぶりやね」と言うと、ぶっきらぼうな口調で「久しぶりどころではない!」と松村さんは家中をおもむろに見回す。

奥さんも「気分はどうや」と問いかける。

「全然……悪い」と意外な言葉を返した。

どうやら、家の様子が随分様変わりしていることに、腹を立てたようだ。

「先生方みんなに連れてきてもらって、なんてこと言う。ありがとうって言わんかいね」

と、妻が注意するが、松村さんは、憮然と無言のまま。

中内医師や看護師達は、拍子抜けして苦笑いするしかなかった。家に帰ったとたんに松村さんは亭主関白に戻り、ベッドや酸素吸引の機械をどこへやったなど、片付けすぎた奥さんを叱りつけた。三年もの入院で浦島太郎になったのが寂しかったのかもしれない。中内医師が夫婦のやり取りに割って入った。

「松村さん、ほかに見たい部屋ありますか？」

松村さんは中内医師を見つめた。

「自分の部屋見ます？」

深々と松村さんはうなずいた。

茶の間の隣の六畳間が松村さんの部屋。中内医師が車いすを押して中に入った。またしても以前の面影はなく部屋はキレイに片付けられていた。しかし松村さんはもう腹を立てることをしなかった。大きな窓の向こうに、情熱を傾けて作った庭が目に入ったからだ。

春早く草花は芽吹いていなかったが、痩せてくぼんだ目でじっと庭を眺めた。酸素チューブを、何本も連結して庭造りを楽しんだ松村さんの遊び場、白山麓の川から小石を運んでこしらえた枯山水。灯籠、桜など、丹誠込めて育てた樹木がそのままだった。

楽しかった日を思い浮かべながら、光が射し込む庭をじっと眺めていた。

奥さんが言う。

「冬になったらいろんな鳥が飛んでくるので、切った果実を木に差して、鳥達がついばむ様子をこの部屋から眺めるのが、この人の楽しみやったんです」

穏やかな表情を浮かべ、いとおしむように庭を見つめる松村さん。

最後の願いが叶ったことを、周りにいた誰もが感じた。静かな時が流れる。

頃合いを見て、中内医師がそっと松村さんの手を取り優しく問いかけた。

「ぼちぼち病院に帰りましょうか」

松村さんは、中内医師の顔をじっと見て、コクリとうなずいた。

二人の看護師が点滴やチューブを持ち、車いすを引いて、部屋を後にしようとした時だった。何度も医師達に頭を下げている奥さんに向かって松村さんは言った。

「これからは自分のことは、自分でやれよ！」

精一杯、大きなしゃがれ声で意思を伝えた。自分がいなくなっても人のやっかいにならずに、自分一人で生きていけという、亭主関白を通し続けた松村さんらしい言葉だった。しかし、言われた奥さんは言葉をうまく聞き取れず、また怒っているのかと「はいはい、わかりました」と受け流して夫の後についていった。

家を出てリフトカーに乗り込んだ松村さんは、車が走り出しても、決して振り返ることはなかった。城北病院に戻ると今か今かと待っていた看護師達が、「おかえり」「おかえり」と出迎えた。

「今日の松村さんいい顔してますね」

この〝お出かけ〟は、城北病院の伝統だとベテランの青木看護師長は話す。

「私らこんなことが昔から好きでねー。忙しくても患者さんの願いを聞くと、叶えてあげたいとみんなが燃えるんです。だって、一番嬉しい時の笑顔が忘れられないもんね」

「無事帰ってこれた」

中内医師はホッと胸を撫で下ろしつつ、国が定める診療報酬の点数にならない（病院の収入にならない）〝お出かけ〟について話す。

「病院の経営に余裕があると思われると困るんです。どうしてもやりたいというスタッフの熱意だけです。これ外出するより病院で留守番しているほうが大変ですよ。昼間忙しくバタバタ仕事をしている中で看護師が一人二人抜けるっていうのは、残って仕事している人が大変になるのでね。でも松村さんのことを思って、ご本人が家に帰りたいって言っているなら、送り出そうということなんですね」

二十一年間呼吸困難に苦しんできた松村さんが最後に見せた、とびっきりの笑顔は、妻や医師、看護師達の心に残った。

〝お出かけ〟から一週間後、松村さんは穏やかな表情で、眠るようにこの世を去った。

最後を看取った妻ミツエさんは振り返る。

「あれだけ呼吸に苦しんでいたのに最後は苦しいとは言わなかったですね。何もしゃべらなくなって眠ったように苦しまずにすうっと逝きました。先生も、こんなに早く逝くとは思わなかったと話していました。毎日、見舞いに通ったのに、私には感謝の言葉はなかった。ありがとう、なんて言わなかったわ。急に言われたらビックリするけど」

位牌は、松村さんが小鳥を眺めていた部屋の窓辺に置かれた。

部屋の片隅に正座した奥さんが、看護師からプレゼントされた写真の束を一枚ずつめくって眺めるのは、帰宅時の写真。夫婦のツーショット写真には松村さんの満面の笑みが写っていた。照れ屋な昔の男が妻に見せた最後の笑顔だった。

残された家族への配慮

　有難いのは、患者の願いを叶えるだけではないことを奥さんは言いたいと、タンスの引き出しから入院費の請求書の束を見せてくれた。細長い紙の項目には、差額ベッド(個室料）の料金欄はどこにもなかった。三年間の入院のうち、松村さんは一年半、ずっと個室を利用していた。仮に差額ベッド代が一日五千円だとすると、単純計算で約二百七十万円の支払い額になる。

「家族が有難い。病人も余計に入院費を心配しなくていいんです。うちの主人なんか請求書が来ても知らん顔してました。自分の年金でなんとかなると思っていた。お金の心配がないから、のんびりおれたのでしょうね……」

　松村さん夫婦には子供はいない。この先奥さんは年金を頼りに一人で生きていかなくてはならない。

　残された家族にも優しい病院である。

File.005

奥谷宮子さんの最後の願い

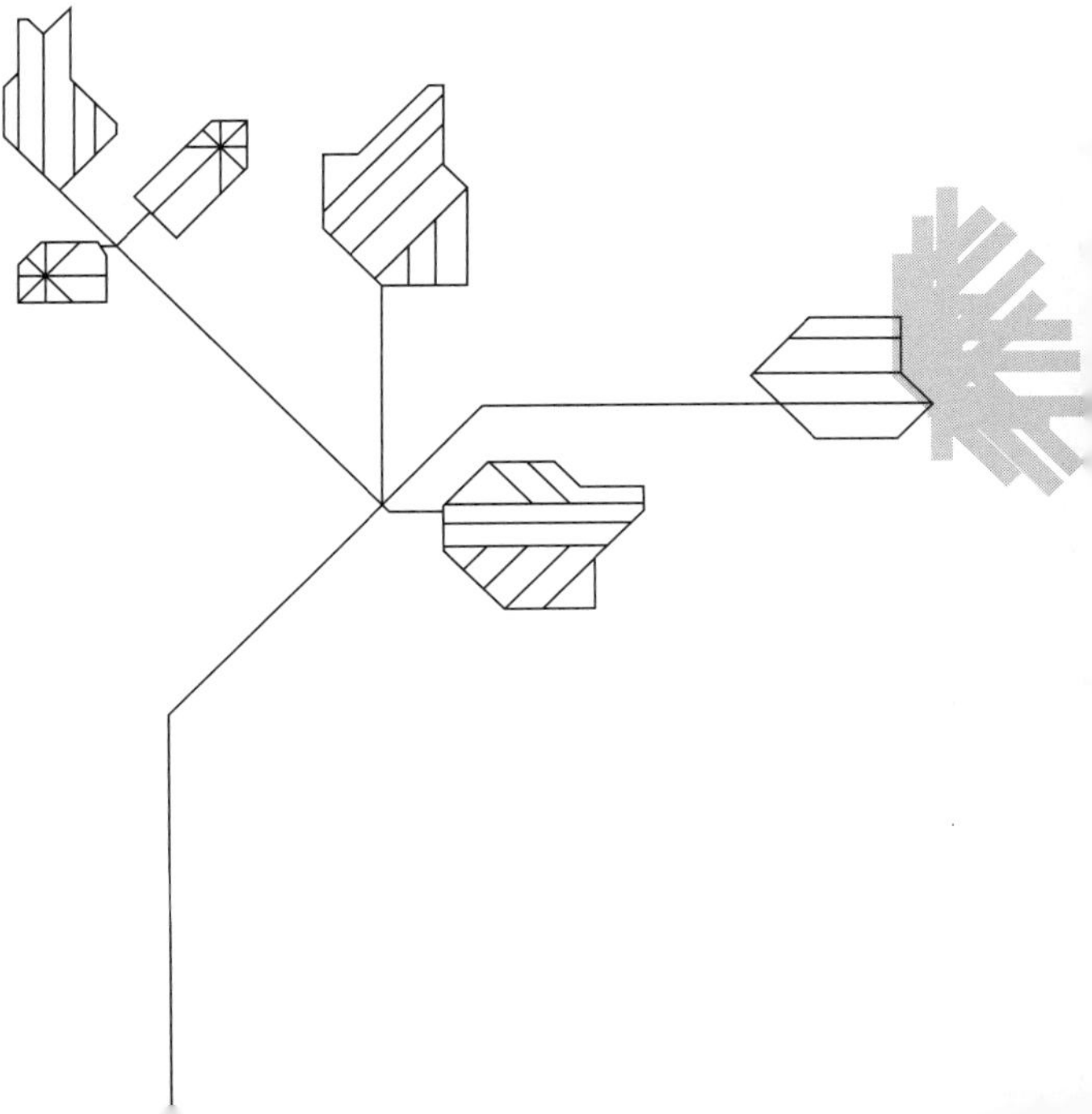

鳴りやまないナースコール

薄暗い廊下に誘導灯が浮かび上がる、真夜中の病院。静寂の中に、時折、巡回する看護師の足音が響く。看護師たちは二十四時間三交替制で患者の命を守っている。

「ポーン、ポーン」

ナースステーションでナースコールが鳴った。患者のネームプレートが並んだボードの『奥谷宮子』と書かれた赤いランプが光っている。

奥谷宮子さん（享年七十）は末期の肺がん患者。がんはすでに全身に転移している。首元が赤く腫れ上がっているのは、頸部リンパ節にも転移しているからだ。そのうえ奥谷さんは左半身麻痺という障害も持っている。

夜勤の工保麻起子看護師は、今春、病院に入職したばかりの新人だった。奥谷さんからの呼び出しに、心の中で「またか～」と呟きながら、急いで病室へ向かった。

「奥谷さん、どうされました？」

「そこの時計をもう少し右にずらしてほしいんや」

案の定、奥谷さんは、棚の目覚まし時計を指差す。何かと理由をつけてナースコールを鳴らすのは日常茶飯事のことだった。

その奥谷さんが亡くなってから二年。工保看護師は振り返る。

「ナースコールは五分おきに鳴ることもありました。足の位置を直してほしいとか、テーブルの物をこっちに持ってきてとか、他愛のないことばかり。それはたぶん、私達に〝もっとそばにいてほしい〟という気持ちの裏返しだったと思うんです。帰ろうとすると、『もうちょっとここにいて』『すぐに行かないで』と懇願される時もありました」

奥谷さんは肺がん末期なので、看護師が必要な場面は多い。食事、トイレ、そして痰が喉に詰まっても自力で吐き出せないので一日に数回、看護師を呼ぶ。

「鼻に痰の吸引用チューブを入れることは、患者さんにはとても苦痛です。手を叩かれたり、怒鳴られたこともあります。でも、終わると、『ごめんね、あんたが悪いんやないんや』って謝ってくれるんです」

奥谷さんはベテラン看護師でも苦労する患者だったが、病院ではあえて、新人の工保看護師を、奥谷さんの担当にした。それは、代々後輩達に伝えてきた、「コミュニケーションが大変な時ほど、思いが通じたら大きく成長できる。患者さんは、新人の教育係」という考えがあるから。工保看護師にとっても、研修中に机に座って習ったことと、医療現場に出て実際に経験するのでは、まったく違っていた。

担当患者ができたと、張り切っている新人に、奥谷さんは絶えずナースコールを押して、怒りや不満をストレートにぶつけてくる。工保看護師は戸惑って悩み「なぜ新人の自分がこんな大変な患者さんを担当につけるのだろう」と泣いたこともたびたびだった。でもこんなことで泣いていたら一人前の看護師になれない。「好きで入ったこの道だもの、頑張らなくては」と思い直し、この日も工保看護師は笑顔で頑張った。

「奥谷さん、おはよう」

「おはよう」

工保看護師は、勤務の前後にも病室を訪れ、奥谷さんとコミュニケーションを取ろうと努力した。

「奥谷さん、今日はこれで勤務明けたから帰るね、また明日」

「ゆっくり休んでおいで」

「奥谷さん」と言って、何度も顔を見せる新人看護師の気持ちが奥谷さんに伝わり、徐々に変化が表れていった。

「お嬢、もし私に孫がいたら、あんたくらいの年かね」

奥谷さんは、工保看護師のことを親しみを込めて「お嬢」と呼ぶようになった。小柄できゃしゃな容姿と愛嬌ある性格が、奥谷さんから見たら「お嬢」という言葉にぴったりとあてはまったようだ。

社会的弱者の駆け込み病院

夫と二人暮らしで奥谷さん夫婦には子供はいない。若い頃から夫婦で居酒屋を切り盛りしてきたが、年を重ねるにつれて、夫は糖尿病で足を悪くし、奥谷さん自身も体が弱り、思い切って店を閉じた。その後は金沢市から車で一時間ほど離れた郊外の借家で、夫のわずかなアルバイト代と生活保護を頼りに質素に生活してきた。

米一粒もムダにできない生活を送っていた二〇〇六年二月、奥谷さんは肺がんになっていることが判明する。まず治療費を心配したが、生活保護受給者の医療は医療扶助が適用され自己負担なく治療できる。つまり無料だ。

検査の結果、転移もなく、抗がん剤治療を続ければ助かる見込みのあるがんという診断で、金沢市内のある総合病院に入院し、抗がん剤による化学療法を受けた。経過も良好で退院後、通院しながら抗がん剤治療を受けていた。

ところが発病から三ヶ月後、まったくあてにしていなかった生命保険の一時金が、数十万円下りたことから、仇となる事態が発生した。本来なら喜ぶべき臨時収入が、規定以上の収入になって、生活保護受給者の資格を失ってしまったのだ。

夫のアルバイトでは、家賃と食費で精一杯、自己負担となった月数万円もの治療費はとても払えず通院をあきらめた。すると抗がん剤で一時的に成長を止めていたがん細胞が再び増殖し始め、ついには頸部左側のリンパ節に転移してしまった。

「もういつ死んでもいいよ」と奥谷さんは治療をあきらめ、痛くツラい時には近所の開業医に往診を頼み鎮痛剤を打ってもらっていたが、病状はさらに悪化。ついには左半身が、麻痺して、寝たきりになってしまった。

「このまま痛みを取って死なせてほしい」

奥谷さんは自宅のベッドの上で、死ぬことばかり考えていた。今、奥谷さんのように治療を受けたくてもお金がなくてあきらめる人も少なくない。

奥谷さん宅の大家は、城北病院が奥谷さんのように経済的に困っている患者にも救いの手を差し伸べるという評判を知り、知り合いを通して奥谷さんを同じグループでクリニック的な役割を担う寺井病院に連れていった。すると……。

「末期の肺がんです。頸部リンパ節に転移しています」

医師は告知し、城北病院で治療を受けるように連絡を取ってくれた。

ここから先が医療ソーシャル・ワーカー（Medical Social Worker＝以下MSW）の出番だ。MSWとは、各病院に勤務する、患者の転院の手続きや医療費の相談をする専門職である。多くの病院では、転院の手続きが主な仕事になりつつあるが、城北病院のMSWの仕事は、弱者を救済することが第一の業務。

たとえば、体調を崩したホームレスが市役所に助けを求めると、窓口の担当者は、「無料で診てくれる病院があるから行ってみませんか？」とアドバイスするし、派出所でも

１１９番通報で出動した消防隊員も、他院が受け入れを断っても、城北病院なら大丈夫と判断する。

生活保護の申請も同行して市役所に掛け合う。城北病院の連携相談室課長で、ＭＳＷの信耕久美子さんが説明する。

「連携相談室課は利益を生みませんが、城北病院内では、重要視されている部署です。他院と比較して、ＭＳＷの数も突出しています。うちは全三百十四床に対し、ＭＳＷの数は六人。市内の病床数六百六十二床を持つところでもわずか二人です。それだけきめ細かなサービスができるのです」

今回、奥谷さんはこうした連携によって再度生活保護を取得し、転院することができ、緩和ケアを受けることになった。だが以前、入院していた総合病院のＭＳＷが奥谷さんに積極的に助言していれば、治療の道を断たれることはなかったかもしれない。

時には孫のように

二〇〇七年四月二十五日、奥谷さんは入院した。この時、すでに病状は進み、手の施しようがなく、モルヒネで痛みをやわらげるくらいしかできなかった。酸素ボンベをつなぎ、一日中ベッドに寝たきり。そして目を覆いたくなるほど痛々しかったのが、左側の首筋にできた直径2～3センチほどの赤黒い腫瘍である。主治医の柳沢深志医師が当時の病状を説明する。

「腫瘍の表面は、常に擦り傷のように血が滲んでいる状態です。素人では耐えられないような強い臭いを放ちます。例えれば、血なまぐさく傷んだお肉のような臭いです。骨にまでがんが転移していたので、体の外にできた腫瘍だけを切除することは不可能で、ガーゼを当てて血を吸い取ることくらいしかできませんでした」

看護師は、腫瘍からの出血を目立たなくするよう、赤色のガーゼを当ててくれた。

入院してから数日が経った五月九日、奥谷さんに余命告知をするため柳沢医師と工保看護師が病室を訪れると、夫がベッドの脇に座り、麻痺した奥谷さんの左手にマッサージをしていた。

新人だった工保看護師は緊張していた。余命告知の席に着くのは初めてだったからだ。柳沢医師が丸いすに座り、頸部リンパ節に転移した末期の肺がんであることを説明し、余命三ヶ月から半年と伝えた。

「そうですか」

奥谷さんは目を閉じて、一言、ため息を吐くように答えた。

この時、奥谷さんの今後について、夫も交えて話し合ったが、奥谷さんは「長生きをしたいわけではないので、延命はしない。化学療法もしない。でも痛みは取ってほしい。家に帰って夫のそばで暮らしたい」と話した。

延命をしないことについては、容態が急変しても、心臓マッサージや人工呼吸器は付けないことで納得し、痛みは今後も鎮痛剤を投与することで話し合いができた。問題は家に帰って夫のそばで暮らしたいという希望だが、今の病状では家に帰ることはとてもできない。

鎮痛剤の投与、酸素吸入、首の腫瘍の手当、点滴での栄養補給……どれも医者による医療行為や看護師のケアが必要で、医療機器も不可欠。

たとえ、週数回の往診が叶ったとしても、足の悪い夫にはトイレの世話も難しいとの結論。このまま病院で過ごすことになった。

柳沢医師は話す。

「医者ができることはほとんどなくて、後は看護師のケアで心を安らかに暮らしてもらうくらいしかできない状態でした」

期待がかけられたのは新人看護師の工保さんだった。足の悪い夫は、週二、三回見舞いに来るのがやっと。奥谷さんの頼りは工保看護師になった。

「奥谷さんの病室に入る時は、ドアを開けてまずは名前を呼んで、チラッと奥谷さんの反応を見てから入っていました。笑ってくれる時もあれば、手招きしてくれる時もある。その時々の体調に合わせて話をしました。新人の私には、奥谷さんに対してできる医療の知識は少ないですけど、奥谷さんが何を求めているのかは、日常の会話でわかります。そばにいて話を聞いて、できることをしようと思いました」

工保看護師は、痛みに耐える奥谷さんの心の支えになっていた。

「お嬢、私は死ぬ覚悟はできている。だけど死にたくない」

死に対する複雑な思いを、若い工保看護師には素直に話したが、それだけ奥谷さんの死は間近まで迫ってきていた。

ある時、奥谷さんはハンカチで首を絞めるような仕草を工保看護師にしてみせた。自殺したいほどの痛みを伝えたかったのだ。工保看護師は大きな衝撃を受け、自分のできる限りのことをしようと心に誓った。

「ツラい闘病生活でも、患者さんが求めていることを探し、楽しみを見つけ出したい。飾った言葉かもしれませんが、一緒に頑張っていきたい。身代わりにはなれないから、せめて一緒に頑張りたいんです」

病院に笑顔が溢れた手巻き寿司パーティ

朝も夜もナースコールを頻繁に鳴らす奥谷さん。多い時は五分ごとに鳴らし、深夜には、ボタンを押したまま眠っていることもあった。それでも工保看護師をはじめ、スタッフはできるだけ足繁く病室に通って、奥谷さんの看護をした。その努力が実り、会話の中から奥谷さんの楽しみごとを聞くことができた。

「お寿司が好きなんや。歌も好きやった。昔はようカラオケ・スナックに行っとったわ」

「そうなん。じゃ、ご主人も呼んで、病院でお寿司を食べながらカラオケパーティをしようよ」

奥谷さんの目標が見つかった。看護師のカンファレンスでも話が弾み、五月二十四日、病院内で手巻き寿司&カラオケパーティをすることが決まった。

食材は看護師達の持ち寄り、刺身や野菜、海苔など、誰が何を持ってくるのか、分担を決め、看護師達はそれぞれ、自宅からタッパに入れて持ち寄った。

不足分は近所のスーパーに買出しに出かけたが、柳沢医師もポケットマネーでカンパしてくれた。

当日は、休日だったが医師や看護師、そして研修医や理学療法士など総勢三十人もの職員が集った。エプロンを着た看護師が手分けして、ご飯を炊いて酢飯を作り、キュウリを細切りにするなど準備した。

パーティ会場となったのは一般病棟のデイルーム。中央に会議用の長テーブルを二脚。そこへ皿やボウルに海苔、マグロ、イクラ、キュウリ、カイワレ、サニーレタス、大葉、卵などの寿司ネタを並べる。部屋中に甘酸っぱい酢飯の香りが漂い食欲を誘う。

会場に、ベッドに横になったままの奥谷さんと夫が入ってくると、大きな拍手が起こった。

「わーっ！　スゴい!!」

奥谷さんは驚き、感激の声を上げた。

自分のために集まった人の多さに胸が詰まった。病気を忘れる解放された気分になる、素敵なもてなしだった。

色とりどりの寿司ネタを見た奥谷さんは、二度目の歓声。

その様子を見守る職員達の表情もほころんでいる。

「奥谷さん、何が食べたい？」

「マグロかな」

工保看護師が小さなにぎり寿司を作り、奥谷さんの口に運んだ。

「おいしい」

奥谷さんは一口食べて、微笑んだ。

今度は奥谷さんがみなに勧める番。

「さあ、食べて、食べて」

嬉しくてみんなで食べようよと、職員に勧める奥谷さん。

夫婦で営んでいた居酒屋を思い出したのだろうか。痛みを忘れたいい表情だ。

ピースサインをして柳沢医師と記念写真に収まり嬉しさを表した。

寿司パーティの後は、カラオケ機材のあるリハビリ室に移動してのど自慢。ここでも奥谷さんを囲むようにしてみなが座り、柳沢医師は昭和三十六年の小林旭の名曲『北帰行』を熱唱。奥谷さんは、目を細めて手を振っていた。

自宅の布団で寝たいという願い

寿司パーティの約二ヶ月後、会話も困難になった奥谷さんは、筆談で自分の気持ちを伝えるようになった。

そんな時、工保看護師に渡したノートの切れ端には震えた字で《私の生命はあと三ヶ月》と書かれていた。

工保看護師は語る。

「それを見て、私は何も言えませんでした。せめて私にできることは〝ツラい〟と感じた私の気持ちを悟られまいとすることでした。奥谷さんはその頃から『家に帰りたい、自分の布団で寝たい』としょっちゅう話すようになりました」

この時、奥谷さんの首筋の腫瘍は直径7〜8センチにまで肥大していた。

一時帰宅の願いが叶った誕生日

「奥谷さんをなんとかして自宅の布団で寝かせてあげたい」

今しかないだろうと病棟の看護師らが話し合い、八月九日に一時帰宅を決めた。

奥谷さんの状態は、酸素マスクは手放せず、点滴で栄養補給、体を自力で起こすこともできなかった。

いつ亡くなってもおかしくない、これが最後のチャンスと思われた。

工保看護師は説明する。

「せっかくの帰宅なので、キレイなお洋服を着ようということになって。山中看護師長が買いに行かれました。首の腫瘍で衿まわりが汚れてしまうので、首まわりが広いワンピースタイプの洋服を選ばれたんです」


当日は、工保看護師、先輩看護師、青木理学療法士など計五人が、車二台に分乗して〝お出かけ〟することになった。

リクライニング機能のある特殊な車いすには酸素ボンベも積まれている。二台で〝お出かけ〟するのは、一台は何かあった時のための連絡用だ。

車に乗せる時、ちょっと体を動かしただけで、全身に痛みが走り、奥谷さんは顔をしかめるため、なるべく広い道を選び、途中、何度も休憩して、五十分ほどかけて自宅にたどり着いた。家では夫が待っていた。

工保看護師ら三人が、奥谷さんをそっと抱えて寝室のベッドに寝かせた。数ヶ月ぶりに自分の寝床で横になった奥谷さんは、寝心地の良さに穏やかな表情を浮かべた。もう一度、我が家の慣れた布団で眠りたかった奥谷さんは、気持ちも和らぎ、ひとときのやすらぎを感じた。

工保看護師は振り返る。

「自分の部屋に落ち着くと『私が使っとったお化粧ポーチ出して。爪切りも持ってきて』と、ご主人に頼んでいました。今すぐに使うつもりはないようでしたが、元気な頃の記憶を呼び戻しているかのようでした」

お昼時になると近所のスーパーまで幕の内弁当を買いに行き、みんなで食べたが、奥谷さんはおかずを二、三度、口につけるだけだった。

食事が終わると、看護師らが目で合図して、ハッピーバースデーを歌った。この日は奥谷さんの七十歳の誕生日。

〝お出かけ〟の時、看護師達が「誕生日のお祝いはおうちにお出かけだよ」と話していたが、まさかケーキまで出てくるとは奥谷さんも思っていなかったようだった。

続けて工保看護師が、一本のろうそくが立ったいちごのショートケーキをテーブルに置いた。奥谷さんは生クリームをひと口なめることしかできなかったが七十歳の誕生日を祝うことができた。

その後、咳き込んだり、微熱も出たので二時間ほど滞在して病院に戻った。

奥谷さんが遺したもの

その後、ナースコールを鳴らす回数が減るとともに、奥谷さんは衰弱していった。

頻繁に呼び出されるナースコールに悩んだ時期もあった工保看護師は、寂しさが募るばかりだったが、奥谷さんには、悟られまいと笑顔で接していた。

最後の一週間は、夫が病室に簡易ベッドを並べて付ききっきりで看病し、奥谷さんの希望に沿って人工呼吸器などの延命措置はしなかった。奥谷さんは誕生日から約一ヶ月後の九月十三日、眠るように息を引き取った。

工保看護師にとって奥谷さんは初めて亡くなった担当患者だった。

「亡くなられた時は、すごいツラかったです。家に帰っても泣きました。思い出しても泣くぐらいツラかったです。人との関わり方とかいろんなことを教えてくれた人やったなーと思いました。かわいがってくれたし、大好きなおばあちゃんみたいなところもあったし。

一番思い出に残っているのは、寿司パーティやお家に帰ったことではなくて、奥谷さんの脈をとった時にいつも感じた手の温かさです。

奥谷さんが亡くなった後も、ふと奥谷さんが『お嬢』と呼んでくれたことや、吸痰すると抵抗した後に『ゴメンね』って言ったことなど、病室でのやり取りを思い出すんです。寂しかった奥谷さんの気持ちをもっとわかってあげればよかったと心残りで、もっとそばにいてあげればよかったと、スゴく思いました」


奥谷さんの死が、一人の若い看護師を育ててくれたのだ。

File.006

本多典子さんの最後の願い

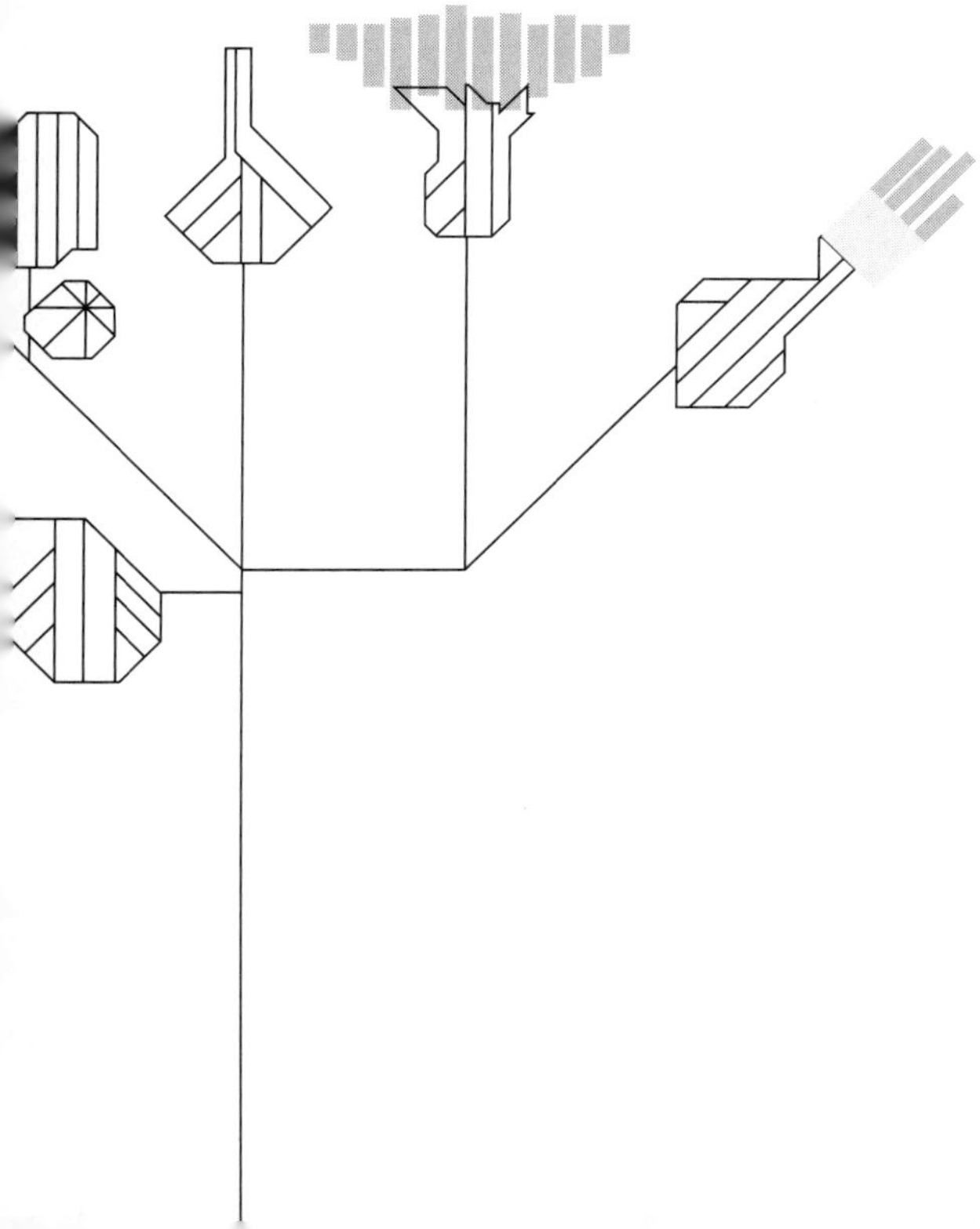

思うように動かなくなっていく体

本多典子さん（当時四十九歳）が入院したのは、平成八年十月十三日のことだった。

ＡＬＳ（筋《きん》萎《い》縮《しゅく》性《せい》側《そく》索《さく》硬《こう》化《か》症《しょう》）という、十万人に一人の難病。

筋力が突然衰える病気で、昨日まで普通に生活していた健康な人が徐々に動くことも話すこともできなくなり、最終的には呼吸する筋肉すらも働かなくなる。

しかし脳は正常で、病気の進行や体が動かなくなる苦しみをじわじわと感じながら死に至る残酷な病で、今のところ原因はわからず治療も不可能だ。

典子さんが、体に異変を感じたのは四十八歳の時だった。

スーパーのレジでお金を出そうとするが、指先が思うように動かず、財布のファスナーがなかなか開けられない。気にはなったが「五十歳に近くなるとこんなこともある」ぐらいに思っていた。しかし、その後もお金を数えたり、文字を書いたりといった指先を使う動きに違和感がある。

「これは……なんだかおかしい」

近所の整形外科で診てもらうと、医師は困った様子で、「神経的な病気のようですが、私では診断しかねます」と、精神科での受診を勧めた。

その後、典子さんは夫の雄二さんとともに、神経科で有名な病院を探して全国を回ったが、病名を突き止めることはできず、最後に訪れた金沢市内の病院が、ＡＬＳと診断を下した。

その時の様子を夫の雄二さんは語る。

「医者は家内を別室に待たせて、私だけに伝えました。『アミオトロフィック・ラテラール・スクレローシスです』と。長い病名でした。ＡＬＳの正式名称です。私は笑わせるのが好きやから、アミオトロフィックという語感から、『飴のようにとろける病気かいな』と、ダジャレを言ったんですが、先生は真顔で『何をおっしゃっているんですか！奥様はあと一年か一年半の命ですよ』と強い口調で言うんです。それを聞いて心臓が止まりそうになりました。もう、目の前、真っ暗ですわ」

医師は夫にだけ告知し、典子さんにはＡＬＳであることを告げず、「一週間ほど入院してください」と伝えた。

医師側が入院を勧めたのは、十万人に一人という難病であるため、治療を学びたいということもあったらしい。しかし典子さんは「嫌です。うちに帰ります」と、頑とした口調で答え、その日のうちに帰宅した。

病院での様子を妻から伝え聞いていた夫の雄二さんは語る。

「検査のため妻はベッドに寝かせられ、数人の研修医が取り囲んだそうです。そして体全体の皮膚を、鳥の羽の先でなぞって、反射神経を確かめていたようです。治療ではない。ただの実験ですよ」

医師を育てる教育機関だからだが、典子さんは怒り心頭。

そんなところには一時たりともいたくはなかったのだ。

母親真っ最中の難病告知

こうして、家族の長い闘病生活が始まった。

典子さんの家族は、夫・雄二さんと長女・和喜子さん（当時二十六歳）、次女の衣里香さん（当時十八歳）の四人。夫婦は通信教育教材の販売会社を経営していた。

社員二人に、添削指導をするパート四人。真面目な働きから信用も厚く、業績も順調に伸ばしてきたが、典子さんは繊細な性格を活かして経理を担当していた。二人の子供も、長女は金沢市内の整形外科クリニックで医療事務、高校三年生の次女は推薦入学が決まり、東京での大学生活を夢見ていた。

そんな時に突然訪れた典子さんの難病。ＡＬＳと診断した医師は「ご主人が告知を」と言ったが、二十年以上連れ添ってきた妻に「もう死ぬよ」と切り出せるものではない。

一方、典子さんも「自分の病気はただ事ではない。大変な迷惑を家族にかけそうだ」という不安を誰にも言えなかった。お互いを気遣い、話せないまま、時間だけが過ぎて行き、家族の気持ちを無視するかのように病気は確実に典子さんを蝕んでゆく。

まだ四十八歳。杖に頼らないと歩けなくなったが、病名を知らない典子さんは自分に言い聞かせ続けていた。

「病気になんか負けてはいられない。私は必ず治る。だって母親の役目はまだ途中。二人の娘がいてまだまだやらなきゃならないことがたくさんあるんだから、頑張って治さなくては」

妻の様子をうかがうように見ている夫の雄二さんも、とても本当のことが言えない。せめて妻の負担を減らしたいと大工を呼び、廊下の段差をなくすなどバリアフリー住宅に改修したりした。


しかし進行は速い。

「もうダメだ。これ以上は隠し通せない」

苦渋の判断をしたのが、告知を受けた一ヶ月後の三月。屋根にはまだ雪が残っていた。

「お母さんを呼んできて」と言われた長女の和喜子さん。

「いよいよ今日か」と沈鬱《ちんうつ》な面持ちで典子さんの部屋をノックした。

「お母さん、ちょっと話があるんやけど」

あらたまった娘の口ぶりに典子さんは大きな不安を感じた。

「なんだろう？　いったい何？」

ベッドから起き上がり、ゆっくりリビングへ向かった。

十二畳の和室には、夫と長女が神妙な顔で待っている。

「お母さん、そこに座って」

娘の和喜子さんが、隣室のダイニングから持ってきたいすを勧める。

「妻にどう言えば傷を小さくできるだろう？」

この一ヶ月、頭から離れなかった妻への残酷な告知。頭を垂れた雄二さんが小さな声で話し始めた。わかってもらいたいと丁寧な口調でゆっくりと、ALSという病名と、病気がどんな状態で進むかを説明し、最後に余命が一年か一年半であると話した。

典子さんは、胸の鼓動が聞こえそうなほどの不安で顔を引きつらせている。下唇を噛み、肩を振るわせながら聞いていたが、予想を遥かに超えた難病だった。

しかも治療法がなく残された道は死しかない。

突然の叫び声。

「なんでそんなこと言うんや！」

鬼の形相で杖を持って立ち上がり振り回す。障子や襖を叩き、破り、サイドボードのガラスやグラス類も粉々に割れ、破片が飛び散った。

暴れ続ける典子さん。想像を絶する母の様子に驚いて泣く娘。オシャレで優しい母が見たこともない形相で暴れている。

無理もない。あと一年しか生きられないなんて残酷すぎる。

「もうやめて」と、泣きながら母を抱きかかえるように押さえたが、それでも手足をバタバタして暴れている。いずれこうしたこともできなくなり、体が二十四時間、金縛りにあったようになって一年か一年半後には死を迎える。

典子さんには気持ちのやり場がない。自分のことを一番わかってくれる夫が「あなたはあと一年か一年半で死にます」と言うとはどういうことか。体の奥から怒りが噴き出てきて、すべてを壊したいとの思いが募る。こんな非情な重い事実を受け入れられるはずがない。

肩を上下させて大きく息をする典子さんに、さらに雄二さんは一枚の書類を見せた。

「診断書や」

「そんなもん見たくない！」

そう叫ぶと、その場で泣き崩れた。

「まだ一年あるやないか」。そんな妻を励まそうとする雄二さんの言葉も、典子さんには「自分のことではないからだ」と残酷に聞こえる。

突然降りかかってきた難病が、幸せな家族を追いつめた。

「自分達ほど不幸な家族が世の中にいるだろうか？　自分達は一生懸命頑張ってきたのに、なぜこんな目にあう？　どうして？」

何度もくりかえす「なぜ？」。

どう足掻いても状況に変化はなく、病気だけが進行する。

思いあぐねた末に「家族で頑張るしかない」と決意する夫に、娘の和喜子さんも「お母さんのために頑張る」と言い、雄二さんは家業の縮小を典子さんに伝えた。

「従業員さんには悪いけど、パートの二人を残して、仕事を辞めてもらう。仕事を縮小して俺たちが最低限、生活できる分だけ働くことにする。お前と一緒にいる。一緒に頑張ろう」

雄二さんの言葉に二人は泣くしかなかった。

翌日、雄二さんは従業員達に事情を説明し「辞めてもらいたい」と頼んだ。薄々状況を察していた従業員達は、常日頃、人情味ある社長がここまでして頼むのはよほどのことだと納得してくれた。和喜子さんも「母親の介護をする」と言って病院に辞表を出し、自宅から近い郵便局でパートの仕事を見つけてきた。

明るかった家から笑い声が消え、重苦しい雰囲気のまま典子さんの部屋を一階の洋間に移し、家族で介護する態勢を整えた。

ALSは人によって病状の進行もそれぞれである。

何十年も生きる人もいれば、ほんの数年で人工呼吸器が必要になる人もいる。典子さんの進行は速かった。雄二さんが当時を振り返る。

「急に呼吸が小さくなって息苦しくなり、白目をむいたり、食べ物も喉に詰まりやすくなり『あいうえお』もうまく言えなくなって、もう何を言っているのか、さっぱりわからない。口から泡を吹き、驚いて、夜中に何度も救急車を呼びました。救急車が運ぶのは、近所の病院か城北病院でしたが、近くの病院は患者が多すぎて『お父さん大丈夫や。そのうち顔色も良くなるから』で終わりですよ。そんなことをくりかえすと、もうその病院には連れていかんと思いました。城北病院は、家内のような原因不明の患者でも必死で看ようとしてくれて、お医者さんも看護師さんも真摯に接してくれましたよ」

けたたましいサイレンで救急車が駆けつけても「本多さんの家だ」と近所が驚かなくなるほど救急車を呼んだ。苦しい症状が治まると「なぜ、私がこんな病気に⁉」と典子さんは毎日、家族に泣いて訴え続けた。

夫婦で静まり返った埠頭《ふとう》へ

「海を見たい」

突然、典子さんが言った。

「典子は海のない群馬で生まれ育ったから、海を眺めたいんだろう」「海を見れば、沈む気持ちも晴れるかもしれない」と、久しぶりのドライブとなった。

助手席に典子さんを乗せて走り出すと「太巻きが食べたい」と突然言うので、寿司屋に寄り、海苔の香りもおいしそうな太巻きを巻いてもらった。

埠頭に着いたのは、午後三時頃。数羽のカモメが青空を舞い、かすかに潮の香りもする。ゆっくり海に向かって徐行。

「ほら、着いたよ」

雄二さんが話しかけた瞬間、典子さんは太巻きを一本そのまま口に放り込んだ。

「ええ？　何⁉」

小さくて柔らかいものしか食べられない典子さんにとって、それはまさに自殺行為だった。次に典子さんは倒れ込むように雄二さんに抱きつき、右腕を伸ばしてハンドルに回し、操縦不能にした。

夫と一緒に、海に飛び込んで死のうとしたのだ。

「やめろ！」

雄二さんが叫んだ。しかし典子さんは夫が身動きできないように力の限り、ぎゅっと抱きついたまま。

「どこにこんな力があるのか？　と驚くほどでした。〝あっ、こいつ、死にたいんや〟と思って……。その時、妻と同じように、私もツラかった。本当にツラかった。これで楽になれると、瞬間的にアクセルを踏みました。海が目前に迫ってきた。でも……ギリギリのところでブレーキを踏み、ハンドルを切ったのです。死にたくないという私の本心が、その時、家内にはわかったのでしょうね。私の手を離しました」

　車は縁石にぶつかって海に落ちるギリギリのところで止まり、タイヤの焼ける臭いがし、アスファルトには黒いブレーキ痕が残った。雄二さんは典子さんの下あごを掴み、もう片方の手を口の中に突っ込んで、太巻きをかき出した。

　しばらく無言のまま、二人で呆然と海を眺めていた。

「自分も死んで楽になりたい、と確かに思いました。でも急に娘の顔が浮かんだんです。やはり自分は生きたかった……」

　ぽつりと「船が見えるぞ」と言うと、典子さんは夫の胸で号泣した。

「家内が苦しいのはよくわかっていた。でも自殺したいほど苦しんでいたとは、思わなかった」

　こんな出来事の時にも、典子さんの病状は刻々と進み、介護がますます難しくなってきた。余命を告知された患者の多くは自宅で最後をと願うが、生半可な覚悟では家族介護はできない。特にＡＬＳの場合、個人差があって体のどこから自由を奪われるかまったくわからない。

典子さんの場合は、まず声が出なくなったため、文字盤を使って物事を伝えるしかなかった。平仮名が並ぶ透明の文字盤の文字を一文字ずつ、典子さんの視線を頼りに指差し、瞬きを二回した文字はイエス。ノーの場合は眼球を左右に動かす方法を取った。

日常的な行為は、慣れると最初の文字で推測がつくが、新しい内容は三十分から一時間もかかり、お互いに大変な労力を使う。歯がすべて抜けてしまったため、食事も大変だった。あごの力も弱まり飲み込みが難しく、食べ物はすべて細かく刻まなくてはならない。今日は七分粥だったのが翌日は五分粥に、そしてとうとう白湯も喉を通らないほど病状が進んでいた。

それでも意識がしっかりしているため、典子さんは自分の病気を受け入れることができない。ベッド脇に置かれたポータブルトイレは絶対使いたくない。年寄りの病人とは違うと自分でトイレをしに行くのだが、いつも間に合わない。体が動いてくれないのだ。

失敗をくりかえし、悔しくて泣く。

後片付けをする娘や夫も「地獄だ」と言って一緒に泣いた。

そのうち呼吸が苦しくなったため、鼻にチューブを差し込み、電動の酸素濃縮器で直接肺に酸素を送るようになった。

喉に詰まった痰も自力では吐き出せないため、痰の吸引器も設置。痰が詰まったまま放置しておくと窒息死するため、家族はベッドの隣に布団を敷いて、交代で看病した。

睡眠中も典子さんは助けが必要になると「あー、うー」とうめき、ベッドの柵を左手薬指の結婚指輪で「カーン、カーン」と叩く。喉もゴロゴロと鳴ると吸痰の合図だった。

「痰の吸引で三十分おきに起こされて、毎晩ほとんど眠れない。三時間連続して眠れれば『あー良かった、寝れた』と思いました。話せない家内は文字盤を使うけど、それも真夜中。眠くてたまらないのに何を言いたいのかさっぱりわからない。時間ばかりかかって。昼間は仕事をして夜は介護をして……、ツライなんてものじゃない。（言葉で言い表せないくらい）本当にツラかった」

長女の和喜子さんは郵便局の仕事と母親の介護の両立が難しいと、郵便局を辞め、父の仕事を手伝うことになった。

典子さんの発病で生活が一変した本多さん家族。必死に介護していても、本人のツラさが一瞬たりともやわらぐことがなく、それがまた家族にとってやり切れない。典子さんも「なぜ私がこんな病に？」と、不満が出て、しかもその鬱憤を娘の和喜子さんにだけぶつけた。

「『どうしてもっと早く痰を取ってくれないのか！』『なぜ人参を細かく切ってくれないのか！』と娘をなじっていたそうです。そんな不満も聞き出すだけでも二十分くらいかかりました」

仕事まで替えて「お母さんのために頑張る」という和喜子さんの優しさを申し訳ない、有難いと思いながら、心の奥から湧き上がる不満をどうにも抑えられない。

しっかり者の和喜子さんは日中、母親に付き添い、夕方、仕事から帰った父親と看病を交代すると、金沢の歓楽街に出かけるようになった。やり場のない憂さを晴らし、自分を見失うほどに酔いつぶれるのも、一度や二度ではなかったと言う。

そのうち、長女にだけ向けられていた典子さんの怒りは、夫にも向けられるようになった。自分が逃げ出したら誰が面倒を見るのかと、すべてを背負う夫もまた、心身ともに疲弊していった。

居眠り運転で接触事故を起こしたこともある。幸い相手のバンパーが傷つく程度で大事には至らなかったが、すでに心身は限界。家族離散の危機を迎えていた。

最も困難な人に光を当てると、それ以外の人にも光が当たる。

自宅介護に限界を感じ、追い詰められた雄二さんは典子さんが救急搬送された時に、対応が丁寧で親切だった城北病院にワラをもすがる思いで、入院の相談をした。

一般的に、病院は経営上、本多さんのような長期入院の患者は敬遠したい。

その理由には現在の国が定める診療報酬制度が大きく関わっている。一般病棟の入院基本料の金額は入院した日から日数を経るとだんだん減るシステムになっている。

本多さんの入院で、病院の収入となる月の診療報酬は、約十万点（百万円）。薬代、個室代、看護師の人件費などを計算するとまったくの赤字になり、特に手がかかるALSの患者に現場の看護師が割かなければならない時間はほかの患者の数十倍に及ぶ。

それに輪をかけて典子さんは繊細な性格。四六時中、ナースコールを鳴らし続けた。

典子さんは指先でナースコールを押すことができないため、センサーを付けて、頬のわずかな動きで反応するようにしていたが、枕の位置が気に入らないと数ミリ単位で、上下左右に動かすように言う。文字盤を使って要望を聞くため、枕の位置を直すだけで三十分もかかる。

看護師はみな、典子さんから呼ばれ病室の前に立つと、深呼吸をして心の準備をした。

特に五十四人の患者をたった二人の看護師で受け持つ夜間の時間帯は、典子さんの介護でほかの患者の世話が疎かになることもあった。典子さんは入院しても自力でのトイレにこだわった。

山下明美看護師（当時病棟師長）が振り返る。

「本多さんの排泄の介助っていうのは、相当大変でした。午前七時といえば、当直の看護師の疲れがピークに達する時間帯です。この時間帯に本多さんに呼ばれ、トイレの介助をするのは大変。足の力がほとんど残っていない本多さんを抱えて、ポータブルトイレに移すのですが、固定具を着けていても首がぐらぐらで、便器に座っている間も首を支えなくてはなりません。用が済んだらベッドに戻して、頭、手足の位置をセッティングする。首の神経を傷つけないように慎重にするからとても、とても神経を使います。トイレの介助だけで三十分はかかっていました」

ある看護師から、せめて朝の時間だけでも、膀胱に管を入れて尿を袋にためるバルーン・カテーテルを付けてもらいたいと提案があった。これがあればトイレのための移動がなくなり、大幅に時間が短縮できる。患者は典子さんだけではない。ほかの患者の洗面や排泄の介助、点滴の交換、体温測定、おむつ交換などが休みなしで続く中で、一人の看護師が典子さんに時間を費やしていると、もう一人の看護師が残りの五十三人に対応しなければならない。当然の提案だった。

だが、この意見に当時研修生だった高橋かおり看護師が泣いて反対した。新人の高橋看護師を典子さんの担当にしたのは、難しい患者ほど新人の教育係になるという考えがあってのこと。

高橋看護師は、先輩看護師に涙ながらに訴えた。

「感覚が残っている間は、トイレで排泄してもらいたい。だって患者さんはまだ五十歳前なんですから」

ALSの患者は、運動神経は麻痺していくが、脳の働きは健康そのものである。

痛い、冷たい、かゆい、尿意などの感覚が残っている限りは、尊重して介護したいという気持ちからだ。

看護師の間でたびたび問題となり、カンファレンスでも議題に上った。

「本当に、ここに入院させていていいんですか！」と訴える看護師もいた。

典子さんを追い出したいと思う職員は誰もいない。しかし理想と現実の隔たりが大きすぎて、どうすればみんなが良くなるのか？　いくら話し合っても結論は出ない。この頃は、典子さんはもちろん、看護師たちみんなが悩み続けていた。

藤牧看護師が語る。

「看護師の中には、『どうして本多さんにだけ、そんなに手をかけるんだ』という意見もありました。そんな時、私が新人の頃に先輩の山下師長から教わった言葉を教えたものです。『最も困難な人に光を当てると、それ以外の人にも光が当たる』と。

医者にも嫌われるALS患者

生きる力、家族の絆を本多さんから学ぶことは多かった。藤牧看護師が語る。

「文字盤での会話ひとつにしても、慣れた人なら、本多さんの目の動きで読めるんですけど、研修生は時間がかかりますよね。双方イライラして、本多さんに『あなた、嫌い』と言われたりして、研修生は最初の頃は必ず泣くんです。でもそんな山を乗り越えて気持ちが通じ合い、本多さんの笑顔を見ることができた時、研修生は、とても成長するんです」

典子さんの主治医・柳沢深志医師は循環器内科が専門だが、ＡＬＳ患者を担当する神経内科も兼任する。

そんな柳沢医師が語る。

「私が大学生の頃、実習で神経内科を回り、ＡＬＳの患者さんやほかの神経系の難病の方を目の当たりにしました。指導医が、『ＡＬＳなんていう残酷な病気を君達は許しておけるのか。こういう病気を研究して治療法を見つけてこそ、医者ではないか』と熱く語っていたのを覚えています。神経内科へリクルートするためのメッセージだったわけですが、僕は神経内科にだけは絶対に行かないと決めていました。治療法もなく、最後には動けなくなる患者さんと一生つきあっていく自信がなかったんです。ですから大学卒業後、私は循環器科に進みました。循環器科は神経内科とは両極端。循環器はテクニックやスキルで患者を治療できるため、医者の腕によるところが大きいのです。たとえば、胸が苦しいと訴える人が運び込まれると、医者はカテーテル治療をしてスパッと治す。患者さんには、『あんなに苦しかったのに、ありがとうございました』とお礼まで言われる。こんな気持ちのいい分野はないですよ。ところが、神経内科の先生が異動でほかのクリニックに出てしまったので、私が神経難病の患者さんを診なくてはいけなくなったんです。ですが、本多さんの主治医になってみて、循環器とは違う医療のあり方を神経内科で学びました。医学の力では治せなくても、人としての関わり合いの中で医療を感じることができるんです。テレビでは〝神の手〟を持つ医者がもてはやされていますが、医療とはそういった心の関わりも大切なのではないでしょうか」

夫の雄二さんは仕事を終えると毎日、欠かさず病院に通った。

時間帯は決まって午後六時から八時までの二時間。この時間帯は、検温や食事介助、患者さんが眠るための準備をするので、看護師が最も忙しい時間帯。雄二さんは看護師さんの手間が少しでも省けるようにと、この時間を選んで病院を訪れ、典子さんの介助をしていた。当時を思い出すと雄二さんは、今にもこぼれそうな大粒の涙を浮かべる。

「私が二時間いるだけでも大変なのに、看護師さんはもっと大変です。妻は夏場には枕にアイスノンを載せていましたが、文字盤を使って要望を聞きながら、アイスノンの位置を調整していたんです。が、なかなかしっくりこない。私が二時間病室にいてできたのは、アイスノンの調整だけだったこともありました。帰り際、文字盤の上を指で動かしていると、『か』『え』の二文字で瞬きをする。その先はわかります。『かえっちゃだめ』だと……」

　雄二さんは妻がその言葉を指すたびに、愛おしく胸が苦しくなった。

　柳沢医師が振り返る。

「ご主人は出張で来られない場合も、『すいません。代わりに娘を行かせます』と言うほど真面目で律儀な方。カンファレンスで『本多さんをどうして在宅で看ないのか』という意見もありましたが、もしそうした場合、真面目に取り組むご主人だけに絶対に心身が持たない。ご主人は自殺してしまうかもしれない、という心配がありました」

人工呼吸器はＡＬＳ患者の究極の選択

柳沢医師と夫・雄二さんは月一回の面談をしていた。最重要課題は人工呼吸器の問題である。ＡＬＳはいずれ自力での呼吸が不可能となる。その時、助かる道はただひとつ。人工呼吸器を付けることである。

だが体の機能を奪われた患者は、人工呼吸器を拒み、死を選ぶこともある。突然やってくるその日を前に、患者と家族は生死の選択を常に考えなくてはならなかった。

そのために雄二さんはたびたび、病室にビデオデッキを持ち込み、ＡＬＳの患者のビデオ映像を妻に見せて説明した。

人工呼吸器を付けても、意識があるだけで、まったく身動きができない生活。死を選ぶのか、人工呼吸器を付けて延命するか？　この選択を考えるためのビデオだった。一人では何もできなくなった我が身を考えると、何もできないけど、生きていたいと思い、また死にたいとも思う。結論は出ない。典子さんはビデオを観るたびに泣くだけだった。迷いは夫も長女も同じで、結論はどれだけ考えても出ない。

柳沢医師が説明する。

「ある調査で、人工呼吸器を付けるかどうかの選択を迫られた時、①家族がALSの場合②自分がALSの場合③自分が医療従事者の場合、の3つを想定して答えを考えた時、①だったら人工呼吸器を付ける、②だったら人工呼吸器は付けない、③だったら人工呼吸器を付けて全力で看護すると、判を押したように同じ答えだったそうです。でもALSのビデオを見た後では、②の自分がALSの患者だったら？　の答えが変化して呼吸器を付ける、という人が多くなったそうです。ちょっとしたことで答えが変わるんですね。看護師達は典子さんに呼吸器を付けてほしいと思っていましたが、ご主人は疲れがたまっている時には、楽になりたいと、付けない選択になることもありました。主治医だった私は、どちらにも誘導するわけにはいきません。『どうしますか？』と、聞くだけでした」

平行線をたどり、月日だけが過ぎていくが、人工呼吸器の選択の判断材料となる吉報が病室に届いた。

長女・和喜子さんの結婚である。結婚相手である石川敬《たかし》さんは、富山県出身のエレベーター・メーカーに勤めるサラリーマン。和喜子さんが一番ツラかった自宅介護している時に出会い相談に乗ってくれ、和喜子さんを優しく支えてくれた人だった。

和喜子さんは、石川さんを病室に連れてきて母親に紹介すると、典子さんは安堵した様子で心から喜んでくれた。

二人の仲は看護師達にも公認で、ただ一人、蚊帳の外にいたのは夫の雄二さんだった。

「私がある日、病室に行くと、うちの娘と、彼と彼の両親がいて。『どちらさまでしょうか？』と聞いたら、そういうこっちゃ（笑）」

雄二さんの顔が晴れ晴れし、笑って話す。

この時、石川さんは『ＡＬＳ（筋萎縮性側索硬化症）ケアブック』（ＡＬＳ協会）という本を持ってきて、「お父さん、これ読んでください」と雄二さんに渡した。和喜子さんとの結婚を真剣に考えるからこそ、どうしても筋萎縮性側索硬化症をきちんと調べたいと方々調べ、インターネットで取り寄せた本だった。

ページを進めると一行だけ赤線が引いてあった。

《遺伝するのは一割だけ》

結婚への強い意志をはっきりさせたかったのだろう。石川さんの思いが赤ペンに表れていた。もし仮に娘にALSが発症したとしても、石川さんは添い遂げる覚悟とわかり、父親はたまらなく嬉しかった。

一方で、娘が好きになった相手まで悩ませる病が憎く、それを乗り越えて、結婚を決意してくれた石川さんの愛情に、感謝の気持ちで一杯になった。

緊迫する人工呼吸器の選択の現場で夫が言ったこと。

「お父さん、人工呼吸器を付けますか？　どうしますか？」

平成十一年七月三十一日、その日がついにやってきた。典子さんは痰が喉に詰まり、自力で呼吸できなくなった。ナースコールを押す力もなく助けも呼べずにいたが、たまたま看護師が病室を訪れ、青ざめた典子さんを見つけたのだった。

駆けつけた柳沢医師は心肺蘇生をするために看護師に指示した。

「大至急、アンビュー・バッグを持ってきて！」

アンビュー・バッグは口から肺に空気を送る装置で、風船のように膨らんだ袋を押しつぶしながら、空気を肺に送る。

柳沢医師は、本多さんのあごを握り、アンビュー・バッグのマスクを鼻と口に押し当て、普段の呼吸と同じ五秒に一回のペースで押し続ける。アンビュー・バッグの動きを停めれば心肺停止になるが、人工呼吸器を付ければ生き続けることができる。

入院以来夫婦で話し合い、どうにも結論が出なかった命の選択。

決断の時が、突然やってきた。

看護師は大あわてで、家族に連絡をした。

先に到着したのは娘の和喜子さん。緊迫した病室の様子から、母親の状態がただごとではないことがわかる。いよいよこの日が来てしまった、と。でも先生方が知りたがっている呼吸器を付ける、付けない、の判断をするのは私ではない。

「お父さん早く来て。どの辺を走っているの？　早く」とひたすら父親の到着を待った。

柳沢医師はアンビュー・バッグから手を離さず、典子さんの命をつなぐ。

「この日、私は富山に出張中でした。看護師さんが、『柳沢先生からの伝言で、今すぐ来てください。急いでください』と言うんです。病院から呼ばれることは何度かありましたが、『柳沢先生からの伝言で』と言われたことはなかった。おかしいな？　と思いながら車を走らせました。まさかこういう状態だったとは……」

柳沢医師は汗だくになってアンビュー・バッグを押し続けている。

一時間後、ようやく病院に到着。

「お父さん、どうしますか？」

柳沢医師は汗を滴らせながら聞くが、夫は妻の変調に驚き、おろおろして決断できない。後に雄二さんはこう語った。

「正直言って、自分は楽になりたかった。ツラかったもの」

ようやく出てきた言葉は「娘に聞いてください」。

この雄二さんの言葉を、非難できるだろうか。難病を患った妻がかわいそうで愛おしくて、ありったけの努力をして、妻に捧げてきた故の苦悩。

父の迷いが和喜子さんにはわかっていた。すべてを母のためにと今まで頑張ってきたが、もう堪忍してほしい、楽になりたい。でもそれを言えないから、私に託したのだと。

柳沢医師が言った。

「和喜子さん、決めてください」

和喜子さんの気持ちは決まっている。晴れ姿をお母さんに、見てもらいたい。

「付けてください」

ホッとした空気が病室に流れ、気管切開が施され、人工呼吸器がつながれた。

柳沢医師は語る。

「和喜子さんに付けてくださいと言われた瞬間、命を助けることができると思って、気持ちが楽になりました。でもご本人はどうだったのか？　後日、典子さんに聞いてみると、『付けてもらってよかった』と話したのでホッとしました」

和喜子さんの決心は、母・典子さんに「自分たちの結婚式に出てもらいたい」という、その一念だった。

人工呼吸器を付けて典子さんが「良かった」とつぶやいたのも、やはり「苦労をかけさせた娘の晴れ姿を見たい」だった。

典子さんが人工呼吸器を付けたことをきっかけに、病棟ではプロジェクト・チームを結成した。

結婚式の出席準備プロジェクトだ。その主要メンバーは、山下師長、藤牧看護師、新人の高橋看護師、青木理学療法士、そして柳沢医師と長女、和喜子さんら。

雄二さんだけを驚かそうと、雄二さんには何も知らせず、式の一ヶ月前から内緒で計画が進んでいった。

業務が終わった後の夜の病院会議室で、メンバーが披露宴会場での休憩室の確保、長時間車いすに座るためのリハビリ訓練などについて詳しく話し合った。職員達には、普段使い慣れていない携帯用の人工呼吸器の酸素の送り込みの調整の練習もした。

青木理学療法士が振り返る。

「本多さんに、お嬢さんの結婚式に出席したいか？　と聞くと、最初は『こんなカッコで出たくはないから出ない』と断っていたんです。でも、それは本心ではなくて、式への出席は無理だと、あきらめていたからです。本当に行けるとわかった時は、もうボロボロと涙を流して喜んでいました。しかし、いざ結婚式に出るとなると、いくつのも課題がありました。ずっとベッドで横になっていたので、車いすに座ることがまず大変でした。途中、何度もくじけそうになって『今日はリハビリをしたくない』と言う日もありましたが、叱咤激励して一緒に頑張りました。本多さんは娘さんの晴れ姿を見たい一心で、耐えられたと思います」

式の数日前、予行練習も兼ねて、チーム全員で大型スーパーに出かけることになった。入院生活が長くなり、痩せた典子さんが、結婚式に着る洋服を買うのが目的だった。

売り場から一番近い駐車場を確保するために青木理学療法士が、事前に店へ電話して出かけた。病院の天井を見ている毎日と違い、軽快な音楽と商品が豊富に並ぶにぎやかな空間こそ、病んだ心を一瞬慰めてくれた。

何年ぶりかのショッピングに、元々オシャレな典子さんは心躍らせ、車いすで店内を回る間、右に左に目を忙しく動かして楽しんでいた。

和喜子さんと看護師が「これどう？」「お母さんに似合うね」とあれこれ見繕い、鏡の前の典子さんに洋服を当てて確認する。この一年近くすっかり忘れていた普通の生活。みんなが「これだわ」「そうね」と納得して決めたのは、黒のドレスと黄色のコサージュ。華やかなコサージュは酸素のチューブが目立たないようにというアイディアだった。

「本多さんは本当にニコニコとしていました。ずっとツライ闘病を続けてきた本多さんの笑顔が見られて僕らも嬉しかったので、これで洋服も決まったから結婚式に行けるね。でもリハビリ頑張らないとね、と耳元でささやくと苦い顔をして私達を笑わせました。単純作業のリハビリは面白くないようでした」

典子さんとチームの努力で、結婚式そして披露宴も途中までは参加できるだろうという見通しが生まれた。後は当日の本人の体調次第、みんなで神様に祈ることになった。

長女の結婚式出席という母親の役目

結婚式に出席してもらおうとみんなが協力を続けた一ヶ月後の平成十一年十二月十一日。ついに挙式の日が訪れた。朝から病棟では看護師達の声がワンオクターブ高くなり、華やかなうきうきした雰囲気が漂っている。

典子さんに同行するスタッフは、白衣をドレスに着替えて見違えるほど優雅で美しい。何を着て出席しようか。看護師達も結婚式を楽しんでいた。

酸素ボンベ、アンビュー・バッグ、痰の吸引器など機器の最終チェックも万全。典子さんの体調も問題なし。

会場は和喜子さん達が病院からは車で三分とかからないホテルを選び、そのうえ留守番役の医師には「何かあれば救急車で帰る」と事前に伝えて出発した。

典子さんは本当ににこにこと嬉しそうな様子。娘の晴れ姿はどんな風だろう……表情がやわらぎ緩んでいる。

一行がホテルに到着すると、典子さんの休憩用に予約していた客室へ向かった。看護師らが典子さんを車いすからベッドに移し、みんなで買いに行ったドレスに着替える。サテン地のさらりとした感触が皮膚に優しく、長く化粧することも忘れていたが、頬にファンデーションを塗ると血色も良くなり、花嫁の母になった。

雄二さんは、元気な時に戻ったような典子さんを見てうなずき、看護師らに「ありがとう、ありがとう」とくりかえした。

挙式は一階のチャペルで行われるが、一番乗りしたのは典子さん。

真っ白なバージンロードを彩る白い百合がさわやかな香りを漂わせている。

青木理学療法士が車いすを押す。新婦の母は最前列に座るのが常だが、途中で退席することを考えて席を選んだ。

　チャペルの入口と螺旋階段でつながった二階には、純白のウェディング・ドレス姿の清楚な和喜子さん、そしてタキシード姿で緊張気味の父・雄二さんが待機していた。

　すでに階下では新郎が、新婦と父が降りてくるのを待っている。

「ただいまから、石川敬さんと本多和喜子さんの結婚式を行います。新婦、ご入場です。みなさまどうぞご起立ください」

　牧師が結婚式の始まりを宣言した。

　合唱隊が歌い始めると、父・雄二さんは和喜子さんと腕を組み、螺旋階段を一段ずつゆっくりと降りてくる。

　典子さんは娘の晴れ姿をじっと見つめている。

「キレイ、この晴れ姿を見ることができるなんて生きていて本当に良かった。かわいい」

　これまでと違いこの日は喜びで胸が張り裂けそうだ。

「苦労かけてすまなかったね。でも本当に良かった、幸せになってね。母さん祈っているからね」

父から新郎へと引き渡された新婦が、新郎とともに白いバージンロードをゆっくり祭壇に向う。

和喜子さんが横を通る時、感極まった典子さんがまた泣いた。心配そうに振り返った新婦に母は「大丈夫だよ」と笑顔を返した。

「共に喜びを分かちあいましょう。賛美歌三百三十二番、みなさん一緒にご唱和しましょう」

牧師の言葉で伴奏が流れ、新郎と新婦が生涯の伴侶として生きていくことを誓う。

「神の定めに従って、夫婦になろうとしています。あなたは神の教えに従って、その健やかな時も病める時も、常にこれを愛しこれを敬いこれを助けこれを慰め、その命の限り固く節操を守ることを誓いますか？」

「健やかな時も病める時も」という言葉は、まさに両親の姿。〝難病になった母を変わらず愛し続ける父〟を和喜子さんはすぐそばで見てきた。だから同じように答えた。

「誓います」

挙式が終了。披露宴まではまだ時間がある。職員は典子さんを休憩させようと客室に連れ出した。

脈拍や体温、異常なし。職員ももちろん、典子さんもほっと胸をなで下ろし、いよいよ次は披露宴だ。頑張れるところまで参加して！

懸命に伝えた母親としてのスピーチ

披露宴会場のテーブルには、豪華な和食料理やグラスが用意され、新郎新婦席の金屏風の右側には、五段重ねのウェディング・ケーキ。

そして星をちりばめたような大きなシャンデリアの下、華やかな会場に招待客は両家合わせて百人ほど。

だが、そのほとんどは新郎の客であり、新婦側は家族と親戚と友人三十人ほどだった。

ただ主賓席には、典子さんの主治医・柳沢医師が座り、病院職員のためにテーブル二脚分の席も用意されていた。本多さんの家族にとって大切な人達とは医師と看護師達、つまり病院関係者である。感謝の気持ちが新婦側の座席に表れていた。

そのうえ、お世話になっている病院のほかの職員にも全員来てもらいたかったので自由に出入りできるように別にテーブルがふたつ用意されていた。実際に非番の看護師らが勤務の隙間を見つけて、次々出入りし祝福してくれた。

夫と並んで親族席にいる典子さんの傍らには高橋看護師と青木理学療法士が付き添う。照明が落とされ、曲とともに和服に着替えた新郎新婦が入場すると、早くも典子さんは涙を滲ませている。

司会者が新郎新婦のプロフィールを紹介する。

「男子生徒と一緒に思いっきりはしゃぐという……」

新婦の紹介が始まると、典子さんは大泣き。涙を堪えようとするが止まらず、止まらず溢れてくる。その涙を夫がそっと拭き続ける。

新婦の主賓として柳沢医師の挨拶だ。

「今日の結婚式を私も感慨深く迎えさせていただきました。二人の出会いとおつきあいと、この結婚に至る中でとても大きな役割を果たした人がいます。その方は本多典子さんとおっしゃいます。和喜子さんのお母さんです。運動神経の病気のために、私どもの病院にかれこれ二年ほど入院生活をされています……」

柳沢医師は、「忘れられない思い出」として、人工呼吸器を付けた日のエピソードを披露した。

「その時、お父さんは和喜子さんの目を見て『おまえ決めろ』と言ったのを覚えています。お母さんの命を長らえるか、その場でお別れをするか。それを決めたのは和喜子さんでした。〝今日のこの日をお母さんに見てほしい〟。そう願って和喜子さんは『付けてください』と言いました。『本当にいいですか？　これから大変ですよ』と僕はもう一度、念を押しましたが、和喜子さんの気持ちは変わりませんでした。そしてその典子さんが今日この場に参加しています。とても素晴らしいことだと思います。和喜子さんはお母さんの病気の診断が下りた時、〝結婚しないでお母さんの面倒を見よう〟と決意されたそうです」

典子さんも雄二さんも目に涙を溢れさせ、柳沢医師を見つめている。

柳沢医師の話は、結婚式に参加して何か事情がありそうだと感じていた多くの招待客の心を揺り動かし、会場のあちこちから、すすり泣く声が聞こえてきた。

「……その典子さんを通じて愛を育んだ二人。これからも二人は命の大切さ、生きることの素晴らしさをみんなに教えてくれるような、そんな人生を歩まれることと思います。最後になりましたが、一番苦労なさったお父さん、ご苦労様でした。今日参加できた典子さん、本当に良かったですね。おめでとうございます」

スピーチが終わると額には汗が滲み出ていた。思いがけず主賓として招かれてのスピーチに、何日も前から悩み、相当緊張していたようだ。

その後、各テーブルをビデオカメラが回ってきた時、柳沢医師は和喜子さんにと言って、にこやかに付け足した。

「先ほどは、あんな重い話をしましたが、やはり大事なのは二人の人生を大事にするということです。お母さんにはお母さんの病気がありますが、それは我々に任せて、二人の人生を大切にしてください」というコメントだった。

医療従事者として「お母さんのことは我々に任せて！」の意味は重い。医療費削減が続くこのご時世に難病患者を「任せて！」と話せる医者がどれだけいるだろうか？

後に柳沢医師は言葉の真意についてこう語ってくれた。

「結局、誰も決断を下せず、娘の和喜子さんが『呼吸器を付けてください』と言ったことで延命が決定した。時間が経過するにつれて、和喜子さんは自分が下した決断を、負担に思うことがあるかもしれない。でもあなたは若いし、もう自分のことを一番に考えて良いのだよと伝えたかった。これまで母親に対して十分頑張ってきたことを私達は知っている。私達がお父さんと一緒にこれからも頑張るからねと、話したかった」と。

いよいよ、一ヶ月前から病室で準備してきたことの披露が始まる。

スクリーンが設置され照明が落とされ、典子さんにスポットライトが当てられた。典子さんは緊張している。

青木理学療法士がマイクを握る。

「新婦のお母様が、二人のためにお祝いのメッセージを打ってくださいました。ご紹介したいと思います」

スクリーンに病室のベッドに横たわる典子さんが映し出された。ベッドの横には何本ものチューブがつながった大型の人工呼吸器があって「ピッ、ピッ」と電子音が鳴る。

看護師が、平仮名が並ぶ文字盤を持ち、一文字ずつ指差して、典子さんの瞬きと眼球の左右への動きで、スピーチの文章を作り上げていく。映像を見ただけで、典子さんにとっても看護師にとっても緊張を伴う根気のいる作業だと理解できる。

自分の日常を大きなスクリーンで見た典子さん。

病気のツラさとみんなへの感謝、言い尽くせないさまざまな思いも言葉にはできない。母親なのに、何もしてやれない不甲斐なさに何度も何度も泣いてきた、その涙が、言葉より重く、みんなに伝わる。

高橋看護師も涙声でメッセージを読み始めた。

「私達は本多さんの生きたい、母親として娘の花嫁姿が見たい、という思いに精一杯の力を注ぎたいと思って、プロジェクト・チームを作りました……。敬さん、和喜子さん、たくさんの愛を込めて、本当におめでとうございます。お母さんが今日の日のために二人にあてたメッセージを代読させていただきます」

嗚咽を堪え、途切れ途切れになりながら続けた。

「二人へ、おめでとう。本当に嬉しいです。ベッドの上からいつこんな日が来るかと、待ち望んでいました。妹と歳が離れていたため、親代わりのように面倒を見てくれたね。

看病、お父さんと交代で毎日ありがとう。時々、怒らせてしまうね。サティでの買い物、楽しかったね。花嫁姿も美しいですよ。大勢の方に祝福され最高に幸せですね。今、こうして優しく思いやりのある旦那さんと並んで幸せいっぱいです。これから山あり谷ありの人生を二人で力合わせて、頑張ってほしいです。お母さんより」

会場から大きな拍手が沸き起こった。リハビリ訓練の合間を縫って、来る日も来る日も文字盤でメッセージをしたためた文章。一文字訂正するだけでも、十分以上の時間がかかる手間暇かけた言葉。それは母の愛を凝縮したものだった。

招待客の中には、典子さんの病気・ＡＬＳのことを初めて知った人もいたが、病院の姿勢に驚き、感嘆していた。新婦は今までのことを思い出し目頭を押さえている。

夫の雄二さんがこのメッセージのことを聞かされたのは三日前。

泣くまいと堪えていた涙が一気に溢れ出てきた。

式のフィナーレ、花束贈呈では、司会者が新婦の感謝の言葉を代読した。

「いつも私のことを思って言ってくれるのに反抗ばかりしてごめんね。キレイ好きでオシャレなお母さんと、もっと買い物に行ったり、二人で旅行に行ったりして思い出を作っておけば良かった、と後悔しています。でも毎日、数時間ですが、病院で共に過ごす時間はとても貴重で大切なひと時です。生きることの素晴らしさを教えてくれた、強いお母さんのようになりたいし、誇りに思っています……」

雄二さんの挨拶には、病院への思いが込められていた。

「我が子の晴れ姿、お腹を痛めた長女の嫁に行く姿をひと目見たい、自分の目で確かめたいという母親の熱き思い、どうぞご理解いただきたいと思います。この日のために夜遅くまでミーティングを重ね、先日は日曜日にもかかわらず、サティまで予行練習を兼ねて約三時間、呼吸器を外して、今、家内が着ている洋服の買い物に同行してくださった、病院の先生方、そして婦長さん、看護師さん、理学療法士さん、本当にありがとうございました。心から感謝し厚くお礼申し上げます。おかげさまで家内は出席できましたし、感激の涙を流し続けています。城北病院のみなさま、これからも家内のことをどうぞよろしくお願いします」

典子さんは最後の最後まで母親の役目を果たそうと、出口に並び、招待客をお見送りした。

「休もうか」と何度、声をかけても首を振り「ここにいる」と告げて役目を全うした。健康な人でも疲れる長時間にわたる結婚式から披露宴までのスケジュールをこなせるとは、誰も考えていなかった。

それは共に病と戦ってくれた娘への感謝、そして母親としての愛情だった。

藤牧看護師は「挙式も披露宴もほんの一部だけと思っていたのに、最後まで出席できたのは、本当に奇跡。この結婚式が終わってから、私はどんな患者さんであっても、本人が希望する場所に行ける、と確信を持つようになりました。典子さんの嬉しい表情を忘れません。本当に良かった。その気になれば、職員が力を合わせれば、なんでもできると思いましたね」と話す。

温かく強い絆で結ばれている家族

結婚式後も、典子さんは柳沢医師らと一緒に、新年を自宅で過ごしたり、兼六園の見学、コンサート鑑賞などたくさんの〝お出かけ〟をした。長女の孫を二人見ることができた。その後、次女の結婚も決まり、婚約者を紹介された。

その二週間後、平成十八年九月六日。本多典子さんは息を引き取った。享年六十二歳。城北病院で約十年間、過ごしたことになる。

柳沢医師は振り返る。

「ALSの患者さんにとって、人工呼吸器を付けるか付けないは大きな問題です。典子さんの場合、和喜子さんが、自分の結婚式へ出席してもらいたいという思いから、人工呼吸器を付けたわけです。典子さんだって出席を望んでいました。人工呼吸器によって助けられた命で生きていて一番良かったと思うことを、典子さんに聞いてみたいですね。なんとなくですが、結婚式に出席できたことや、孫を見ることができたことではない、と思うんですよ。典子さんは、『毎日、夕方にお父さんが見舞いに来てくれたこと』と言うのではないでしょうか。

お父さんは夕方、病室に来て介助もするんですが、たとえば、自分の会社の今度の決算の方法なども相談していた。そういうことを聞くことによって、典子さんが頼りにされていると感じることは、とっても生き甲斐になると思うんです。診療報酬の切り下げなどおかしいところがたくさんある今の世の中、命が粗末にされていると感じます。

たとえばこの十一年間、毎年の自殺者は三万人を超えています。病院で当直中にも、自殺未遂で若い子が運ばれてくることが本当に多い。確実に死ねる方法を選ぶ人は少なく、睡眠薬の過剰摂取やリストカットなど、死なないとわかる程度の未遂です。命を大切にしない社会になっているのは、単に医療制度やお金の問題ではないです。人との関係が希薄になって、家族や他人との存在価値を感じにくいんでしょう。本多さんの家族との関わりを強く感じて、そう思いました。死ぬということは人生の最後にあることですが、死だけ特別にあるわけではない。いい生き方をすればいい死に方ができるんです。最後をどう迎えるかとは、最後までをどう生きるかということです。死ぬまでの限られた時間で、何がしたいのか。どんな人と会いたいのか。笑って死ねるような人生を力一杯生きる。そのお手伝いをこれからもしていきたいです」

夫の雄二さんは、典子さん亡き後、ＡＬＳ協会石川県支部長を務め、県内のＡＬＳ患者とその家族のために尽力している。

典子さんが夫と心中したいと考えた車は今も大切にし、買い物や医者通いに使っているが、乗るたびに、「まだまだ生きていてほしかった」と典子さんに語りかけている。

部屋も当時と変わらない。典子さんに余命告知をしたリビングは、今はリフォームされ洋間に変わり、典子さんが座った椅子の後ろの扉には仏壇が置かれている。

「娘二人を嫁に出して墓も建てて。今、私はやることがなくて。何かやることないですか？」

仏壇の蝋燭に火を付けながら寂しそうに笑う。

広い家に一人で暮らす雄二さんは、「次女が、結婚相手を見せなければまだ生きていたかもしれない。もう少し先延ばしにすれば、生きていてくれたかもしれない。次女も結婚すると安心したから、逝ってしまったように思えて仕方ない。でも、家内はこれで良かった、笑って死んだ、と私は思っている。人工呼吸器を付けた後、悩むこともあったが、今は正解だと思っている。本当にこの先、何十年でも一緒に生きていてほしかった。自宅に帰ることも考えて家も大がかりに直したのに……」と典子さんを偲んでいる。

九年間にわたる闘病生活。生きること、命の尊さを教え、典子さんは、『笑って死ねる病院』で最後を迎えたのだった。

おわりに

「笑って死ねる病院」が二〇〇九年に書籍化されて六年が経過し、再度装丁を変えて出版されると聞いた時は正直嬉しかった。

病院スタッフが企画をして、伊村さんがパチンコに出かけたり、笹嶋さんや松村さんが久しぶりに家に帰ったり、本多さんが長女の結婚式に人工呼吸器を持って参加するなどの「お出かけ」は、城北病院の伝統的な行事であり現在も続けられている。

この取り組みは、私が城北病院の研修医だった一九八五年には存在しており、少なくとも四十年以上は続いているのではないだろうか。

『笑って死ねる病院』が放送された二〇〇八年当時はニュースでも医療崩壊が盛んに取り上げられていた時代であったが、現在はどうだろうか？　二〇〇八年と二〇一三年で比較すると、二〇〇八年は七千七百十四あった一般病院が二〇一三年には七千四百七十四に減少している。五年間で二百四十の病院が全国で消滅したことになる。

ここ数年、医療や介護など社会保障の分野でも独立採算が求められ、病院経営は公立・私立を問わず厳しい状況になっている。その中で、不採算部門としての救急などをやめて人間ドックなど安定した収入が得られるような機能へと転換する病院が増えてきている。

若い女性のコンシェルジュがドックの間、付きっ切りとなり豪華な食事を提供するなどのサービスを行う病院や、医療ツーリズムによって海外から富裕層を誘導する病院が出てきている。

これらを全て否定するわけではないが、医療に市場原理を持ち込みすぎるのはマイナス面が大きくなるように思う。マイケル・サンデル氏は著書『それをお金で買いますか—市場主義の限界』の中で、アメリカでは著名な医師の予約券を高い料金で買えば「いつでも」診てもらえるドクタービジネス（コンシェルジュドクター）が存在するが、このような市場主義をどう考えるべきかと述べている。

お金の有る無しによって健康に格差が生じたり、医療が利益を最優先に考えざるを得ない状況に追い込まれたりしていることには危うさを感じる。

また近年、Ｇ大学病院での腹腔鏡手術後の多数の死亡事故や、Ｔ大学病院での小児に使用してはいけないプロポフォールという麻酔薬を使用した死亡事故など、大きな病院での不祥事が続いている。

このようなことが起こると一般的に医療不信が大きくなり、患者と医療提供者の間に亀裂が生じる。そうすると両者はギスギスした関係となり、このことがさらに医療不信の連鎖を呼ぶことになる。

大事なのは両者の間に信頼関係を築いていくことであり、そのためには、医療提供者の側に本当に患者を大切にする気持ちがなければならないし『笑って死ねる病院』はその実践の一つであると思っている。

地道に頑張ってやっていこうとしている中小病院は全国に数多く存在する。『笑って死ねる病院』を実践し地域に密着した病院が多いと思うが、これらを失ってしまう時、初めて本当の医療崩壊が起こってくるのではないかと危惧している。

城北病院と同じくらい、もしくはもう少し小さい規模の病院を訪ねた際に、「『笑って死ねる病院』の本を読みました」という職員の方にお会いすることがしばしばある。彼らは口々に「自分の病院でも『笑って死ねる病院』に出てくるような取り組みをしている」と誇らしげに話をしてくださる。

このように地域に根を張り地域の要求に応えながら頑張ってきた病院が、どんどんなくなっているのだ。

食い止めるためには、医師不足の解消と診療報酬の十分な手当が大切である。最近は混合診療を拡大する動きが出ているが、城北病院は開設当初より差額ベッド代（混合診療の一部）を頂かずになんとか経営を維持してきた。患者に対する平等な対応が失われると考えているからである。

今後も「無差別平等の医療」を推進するために差額ベッド代を頂かずに頑張っていく姿勢を変えるつもりはないが、現在のあまりに低い診療報酬では、患者のいのちと人権を守り、地域の健康増進に寄与し、かつ職員の生活を守るために安定的な病院経営を維持するのは容易ではない。

困難を極める状況ではあるが、一部老朽化が著しい城北病院の療養環境の改善も待ったなしの課題と判断し、二〇一五年十二月着工予定で同じ場所に建て替えることを決断した。同じ場所での建て替えは時間も費用もかかるが、この地域に育てられた病院であり、六十年前に地域の人々が少しずつお金を出し合って作った病院であることを考えると、この地を離れる訳にはいかない。

くりかえすが、城北病院のような「住民立」の病院は全国に沢山存在する。

団塊の世代が後期高齢者になり二千二百万人を超える二〇二五年問題を支えるのは、私たちのような「地域に密着した『笑って死ねる病院』」ではないかと思っている。

二〇一五年七月吉日

城北病院 院長

大野健次

笑って死ねる病院

「最後の願い」を叶える希望の医療

テレビ金沢（てれびかなざわ）
石川県金沢市の民間放送局。平成2年、日本テレビ系列の放送局として設立される。地域密着を理念に、ニュース・情報番組をはじめ、ドキュメンタリー番組の制作に力を入れ、『NNNドキュメント』で積極的に全国発信に取り組む。『笑って死ねる病院』は2008年度ギャラクシー賞奨励賞、2009年度日本放送作家協会・中部テレビ大賞準大賞に選ばれる。

2015年8月1日　初版発行

イラスト　岡田ミユキ
デザイン　浮須芽久美（フライスタイド）
校正　ペーパーハウス
編集協力　早稲田企画
編集　岩尾雅彦／安田遥（ワニブックス）

発行者　横内正昭
編集人　青柳有紀

発行所　株式会社ワニブックス
〒150-8482
東京都渋谷区恵比寿4-4-9　えびす大黒ビル
電話　03-5449-2711（代表）
03-5449-2716（編集部）
ワニブックスHP　http://www.wani.co.jp/

印刷所　凸版印刷株式会社
DTP　株式会社三協美術
製本所　ナショナル製本

ISBN 978-4-8470-9362-3

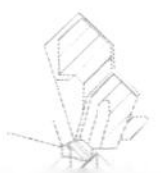